치매예방활동 시리즈 ❸

현장활동가를 위한

만다라색칠하기

나윤채 장일상 이은명 이혜숙 박세인 지음

서현사

머리말

만다라는 미술치료에서 중요한 위치를 차지합니다. 명상과 함께 만다라를 제작하는 몰입 과정을 통하여 자신과 하나 되는 일체감을 경험할 수 있기 때문입니다.

현재 시중에는 색칠하기 만다라가 많이 나와 있습니다.
이 책의 만다라는 어르신들을 대상으로 기억회상에 중점을 둔 만다라입니다. 치매를 예방하고, 경증 치매 어르신이 중증으로 가는 것을 지연시키는 효과를 목표로 하는 만다라입니다.
주어진 만다라에 색을 칠하는 작업을 기본 바탕으로 하고, 색을 칠한 만다라의 중요 특징 등을 기억해서 다시 그리게 하는 것과 주어진 그림의 반을 대칭이 되게 그리게 하는 것 등등을 통하여 기억력, 판단력, 집중력 등을 향상시키는 것입니다.

색칠한 만다라를 기억하고 다시 그리는 부분은 정확하게 똑같이 그리기보다는 본인이 기억한 부분에 창작을 가미하여 그려나가게 구성을 하였습니다. 그리고 전체가 점으로 구성되거나, 절반이 점으로 구성된 것은 점을 이어서 만다라를 완성하면 됩니다. 빈 공간과 점선으로 되어 있어 점선을 따라 그리거나 대칭이 되게 실선으로 그려서 만다라를 완성하면 됩니다.

이책의 자료들은 노인의료복지시설에서 주간보호센터와 경증 치매어르신을 대상으로 사용해보고 정리한 자료들을 바탕으로 제작하였습니다.
누구나 쉽게 만다라의 자료를 구할 수 있고 사용할 수 있지만 단편적인 자료를 한두 번씩 사용하는 것보다는 책자를 통하여 체계적으로 컨텐츠를 사용하는 것을 권합니다.
이 책이 나오기까지 고생하신 서현사 대표님과 편집부에 감사를 표합니다.

2019년 2월
저자일동

만다라 그리기 I : 문양 색칠하기

목적

만다라 그리기를 통하여 전두엽 관리 기능향상
- 주의력 향상
- 정서안정(불안과 긴장해소)
- 긍정적 성격형성(인간미, 여유, 신중성, 일체감)
- 창의적 학습 능력 배양
- 시공간적 지각 및 구성능력

준비물: 연필, 컴파스, 파스텔, 크레파스(20색 이상) 색연필, 색종이, 풀 등을 준비해야 한다.

효 과: 긍정적 성격형성(인간미, 여유, 신중성, 일체감), 창의적 학습능력배양

지도상의 유의점

- 만다라 그리기를 할 때는 명상적인 공간이 중요하므로 명상음악, 양초와 향, 편안한 의자(누울 수 있는 것) 등을 준비한다.
- 심리적 이완을 위해 복식호흡 연습과 이완연습을 시킨다. 이때 눕거나 기대어 눈을 감고 자신의 내적 소리에 귀 기울이게 한다.
- 만다라 그리기 I 에서는 문양을 보고 만다라를 선택하여 채색하는데 중점을 둔다.
- 어린이나 노인의 경우는 단순한 문양을 선택할 수 있도록 한다.
- 개인적으로 만다라 그리기를 할 때의 문양은 A4크기정도, 집단의 경우는 A2정도(1.5~2m 크기)의 종이에 문양을 준비하여 채색하거나 꼴라쥬를 통해서 장식할 수도 있다.

활동내용 및 절차

1. 활동가는 만다라 문양을 몇 개 제시하면서 자기가 좋아하는 문양을 선택하도록 한다.
2. "모두 눈을 감고 조용히 숨을 들어 마시고 내쉽니다"라고 지시한다(복식호흡과 이완호흡을 실시한다).
3. 낮은 톤의 부드러운 음악을 들려주고 향을 피우거나 촛불을 켠다.
4. "내 기분이 어떤지, 현재 무슨 생각이 나는지, 어떤 색이 마음속에 떠오르는지, 나의 마음을 모아 봅시다" 라고 지시한다.
5. 눈을 뜨고 좋아하는 색을 골라 자신이 선택한 문양에 채색하게 한다. 이때 완성될 때까지 그리게 하고 시간이 부족하면 다음 시간으로 미룬다.
6. 다음 시간에는 다른 문양을 택하여 그리게 하되 본인이 원하면 처음의 것을 여러번 나누어 채색하게 한다.
7. 만다라 그리기가 끝나면 서로 모여서 자신들의 느낌을 교환한다. 그림을 그릴 때의 기분, 감정, 느낌, 마음에 드는 만다라 등을 서로 얘기할 수 있다.

출처: 김동연 외, 치매예방 및 인지재활 프로그램, 2018.

만다라 그리기 II:
만다라를 구성하여 그리기

목적

만다라 그리기를 통하여 전두엽 관리 기능향상
- 주의력 향상
- 정서안정(불안과 긴장해소)
- 긍정적 성격형성(인간미, 여유, 신중성, 일체감)
- 창의적 학습 능력 배양
- 시공간적 지각 및 구성능력

준비물: 연필, 컴파스, 파스텔, 크레파스(20색 이상) 색연필, 색종이, 풀 등을 준비해야 한다.

효 과: 정서안정, 긍정적 성격형성(인간미, 여유, 신중성, 일체감), 창의적 학습능력배양

지도상의 유의점
- 만다라를 그리는 방법에서 두 번째 방법은 "만다라를 구성하여 그리기"를 실시하는 방법이다.
- 만다라를 구성하여 그리기, 집단만다라, 손의 윤곽 그리기, 손그림 색칠하기, 무지개색 만다라 등 여러 가지 방법이 있다. 때문에 대상에 맞는 방법을 선택하고 다양한 재료를 활용하여 어르신들이 쉽게 표현하도록 한다.
- 개인활동과 집단활동이 있으므로 치료 대상, 특정단체, 기관, 시설 등 상황에 따라 선택한다.

활동내용 및 절차
1. 개인활동의 경우에는 먼저 호흡 연습과 상상연습을 한다.
2. 자신의 마음에 드는 바탕그림 또는 문양을 선택해서 그린다.
3. 자신이 하고 싶은 욕구대로 형태와 색상을 선택하여 그리되, 미적인 작품 가치는 크게 고려하지 않도록 한다.
4. 문양을 구성하여 색칠하기가 끝나면 작업 중의 느낌, 기분, 만든 이유 등에 대하여 서로 이야기한다.
5. 필요에 따라서 바탕그림이나 다른 모양의 테두리를 먼저 그려주고, 시작할 수도 있고, 도움이 필요하면 가끔 도와주도록 한다.

출처: 김동연 외, 치매예방 및 인지재활 프로그램, 2018.

만다라색칠하기 사용방법

구성

만다라 색칠하기(난이도 단순한 것부터 복잡한 것)

만다라 점선 따라 그리기(½점선과 전체점선)

만다라 기억하여 다시 그리기

(겉 라인에서 안으로 그리기, 중간 라인에서 안팎으로 그리기, 중심부에서 밖으로 그리기)

만다라 대칭 그리기

(¼ 실선의 대칭으로 상하좌우 그리기)

만다라 빈공간 채워 그리기

(실선과 점선을 따라 빈공간 채우기)

만다라 빈공간 새롭게 그리기

(빈공간에 각자가 생각한 그림을 추가하여 그리기)

만다라 빈공간 모자이크 작업하기

(만다라그리기가 끝난 다음 색을 칠하거나 색종이로 모자이크 작업하기)

목적

만다라 색칠하기와 그리기를 통하여

- 전두엽 관리 기능향상
- 주의력 향상
- 정서안정(불안과 긴장해소)
- 긍정적 성격형성(인간미, 여유, 신중성, 일체감)
- 창의적 학습 능력 배양
- 시공간적 지각 및 구성능력을 향상한다.

준비물

연필, 컴파스, 파스텔, 크레파스(20색 이상), 색연필, 색종이, 풀 등을 준비한다.

효과

긍정적 성격형성(인간미, 여유, 신중성, 일체감), 기억력 향상, 창의적 학습능력을 배양한다.

지도상의 유의점

- 홀수페이지의 만다라 색칠하기는 좋아하는 색으로 색을 칠하면 됩니다.
- 짝수 페이지의 기억해 다시그리기와 점선, 대칭으로 그리기는 기억력 향상을 위한 부분으로 어려워하실 경우 활동가님들의 도움이 필요합니다.
- 활동가가 현장에 맞춰 난이도 등 필요한 방법을 이용하도록 합니다.
- 빈 공간에 모자이크를 하실 때는 만다라를 완성하고 하실 필요는 없습니다.
- 난이도는 책 전체에서 앞족에서 뒤쪽으로 차례대로 상중하 조절이 되어 있지 않습니다.
- 난이도는 색을 칠하기가 쉬운 것은 그리기가 어려울 수 있습니다. 활동가님이 상황에 맞게 활용하시기 바랍니다.

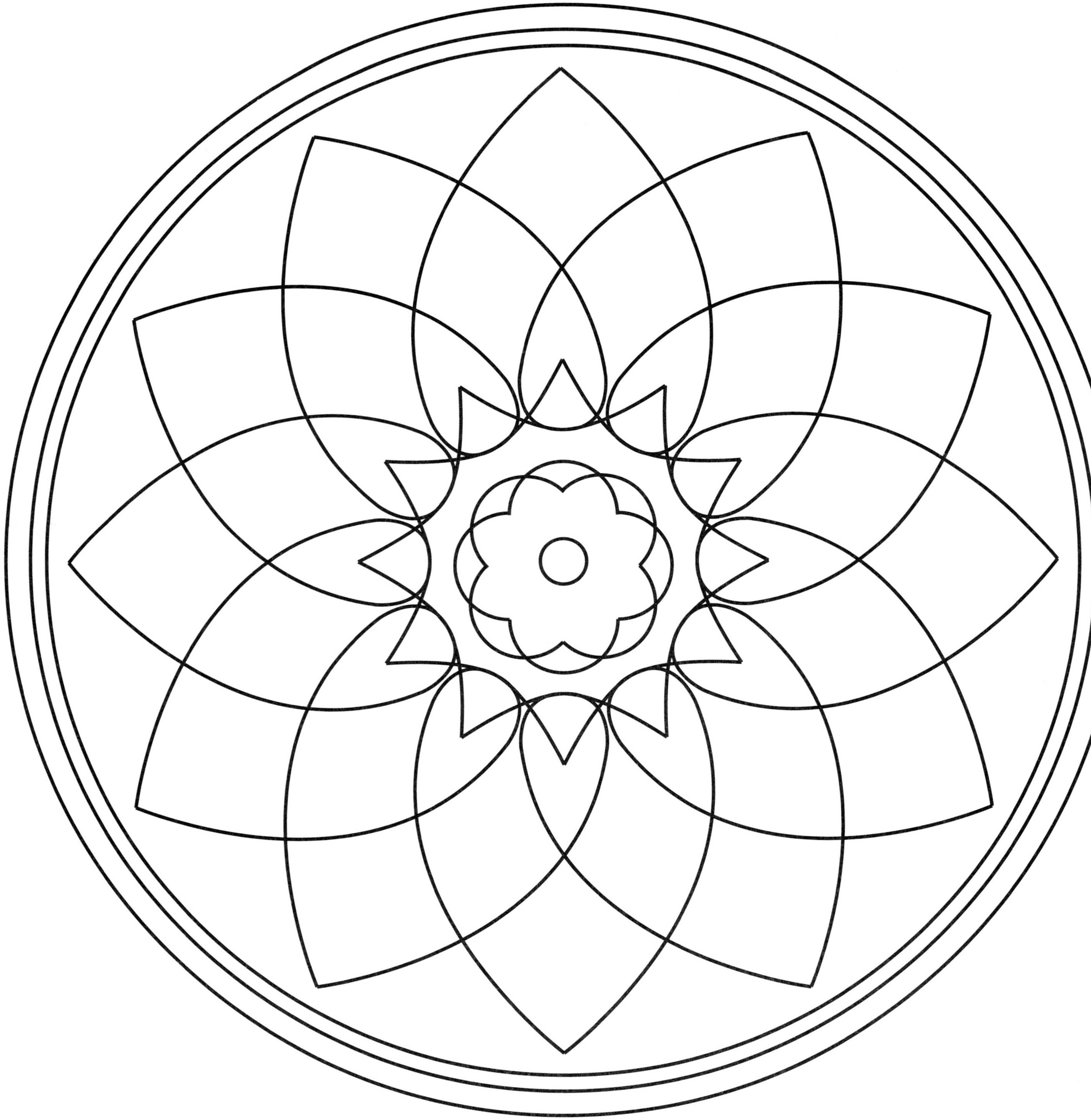

앞의 만다라를 그려보세요.

1. 만다라를 보고 기억나는 대로 그려보세요.
2. 그리고 싶은 것을 추가하여 그려보세요.

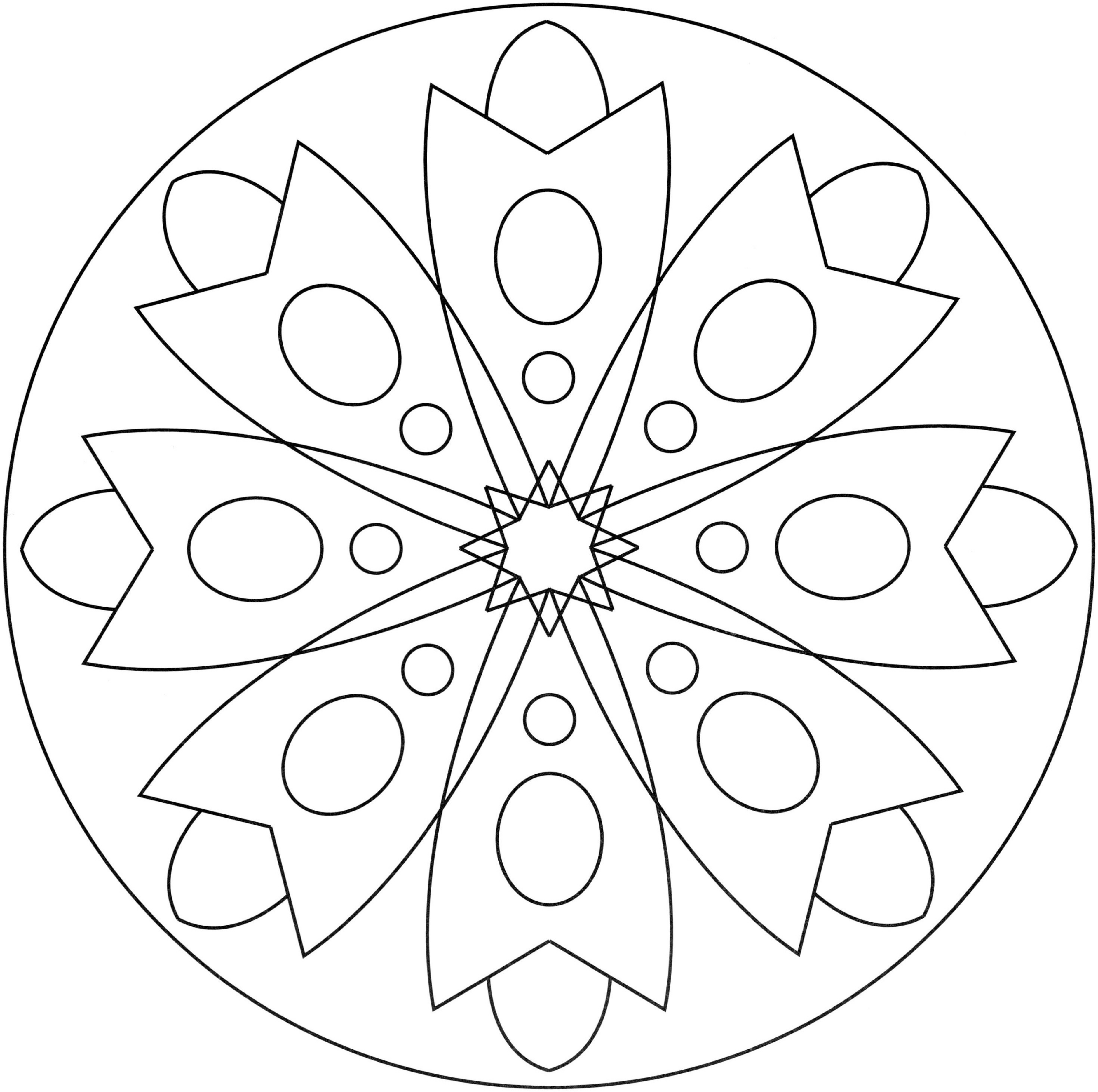

앞의 만다라를 그려보세요.

1. 만다라를 보고 기억나는 대로 그려보세요.
2. 그리고 싶은 것을 추가하여 그려보세요.

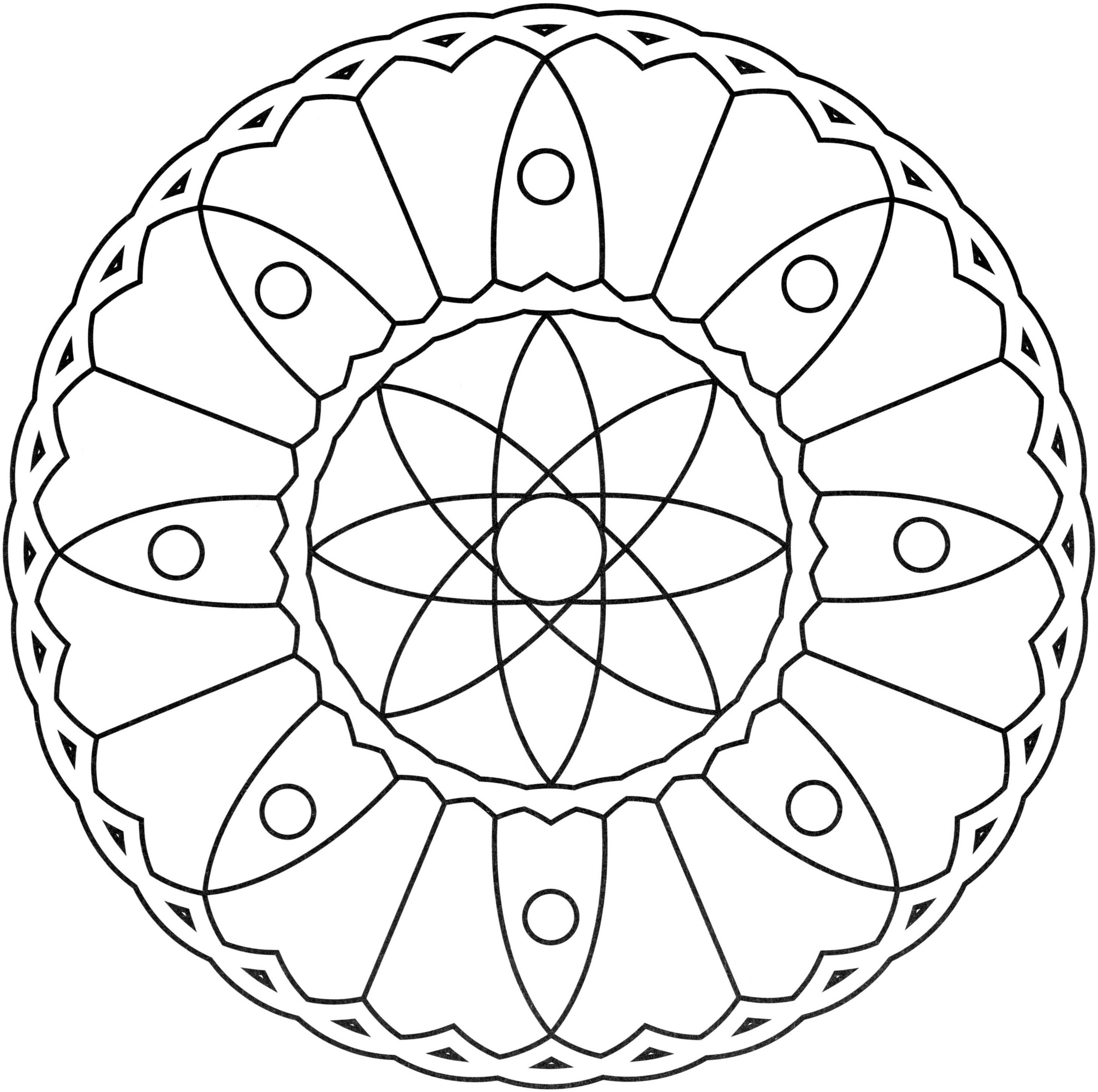

앞의 만다라 일부의 ¼만 그려져 있습니다.
상하좌우 대칭을 생각하여 만다라를 완성해보세요.

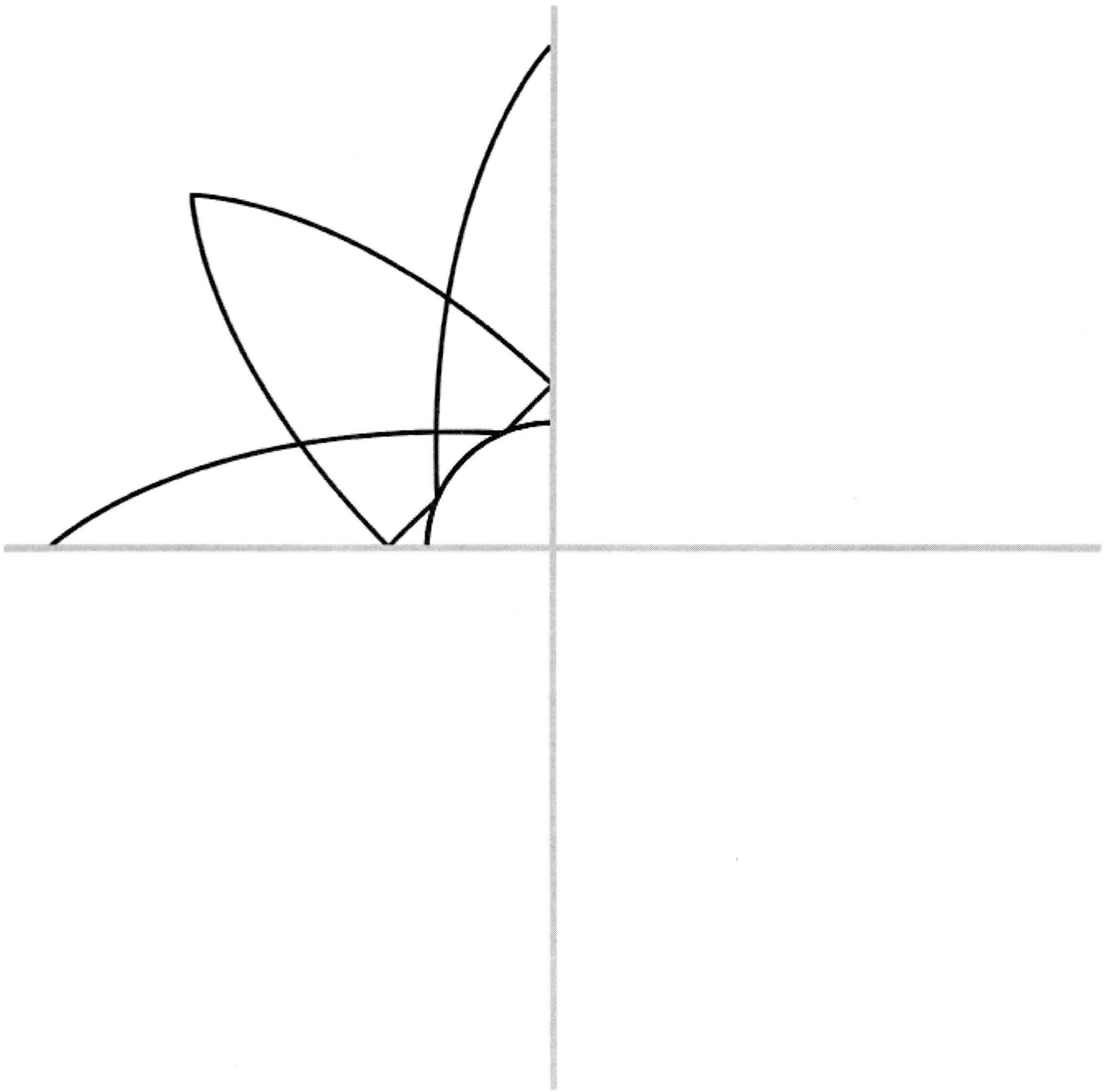

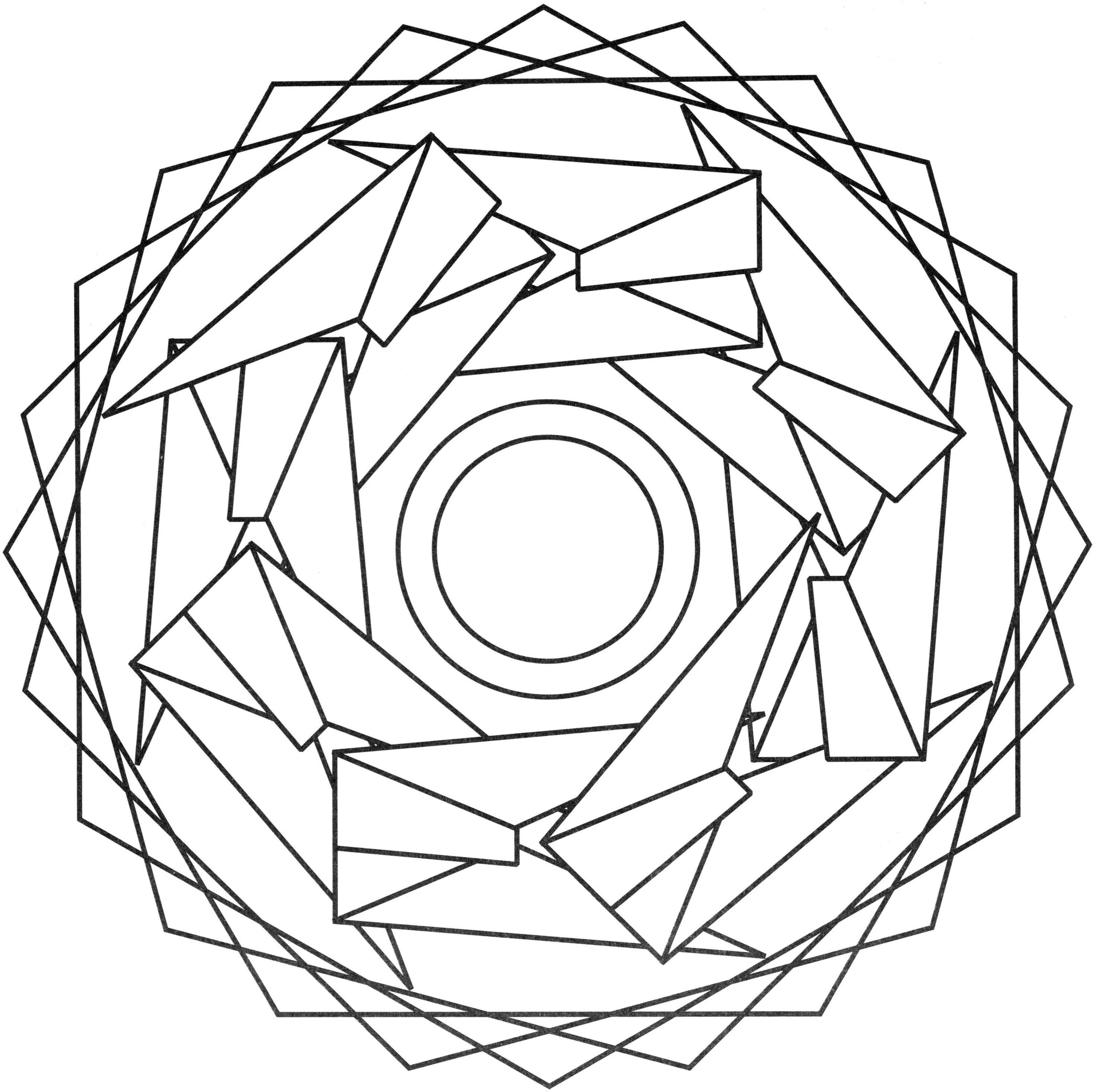

앞의 만다라를 생각해보세요,
1. 점선을 이어 그려보세요.
2. 빈 공간에는 그리고 싶은 것을 대칭이 되게 그려보세요.

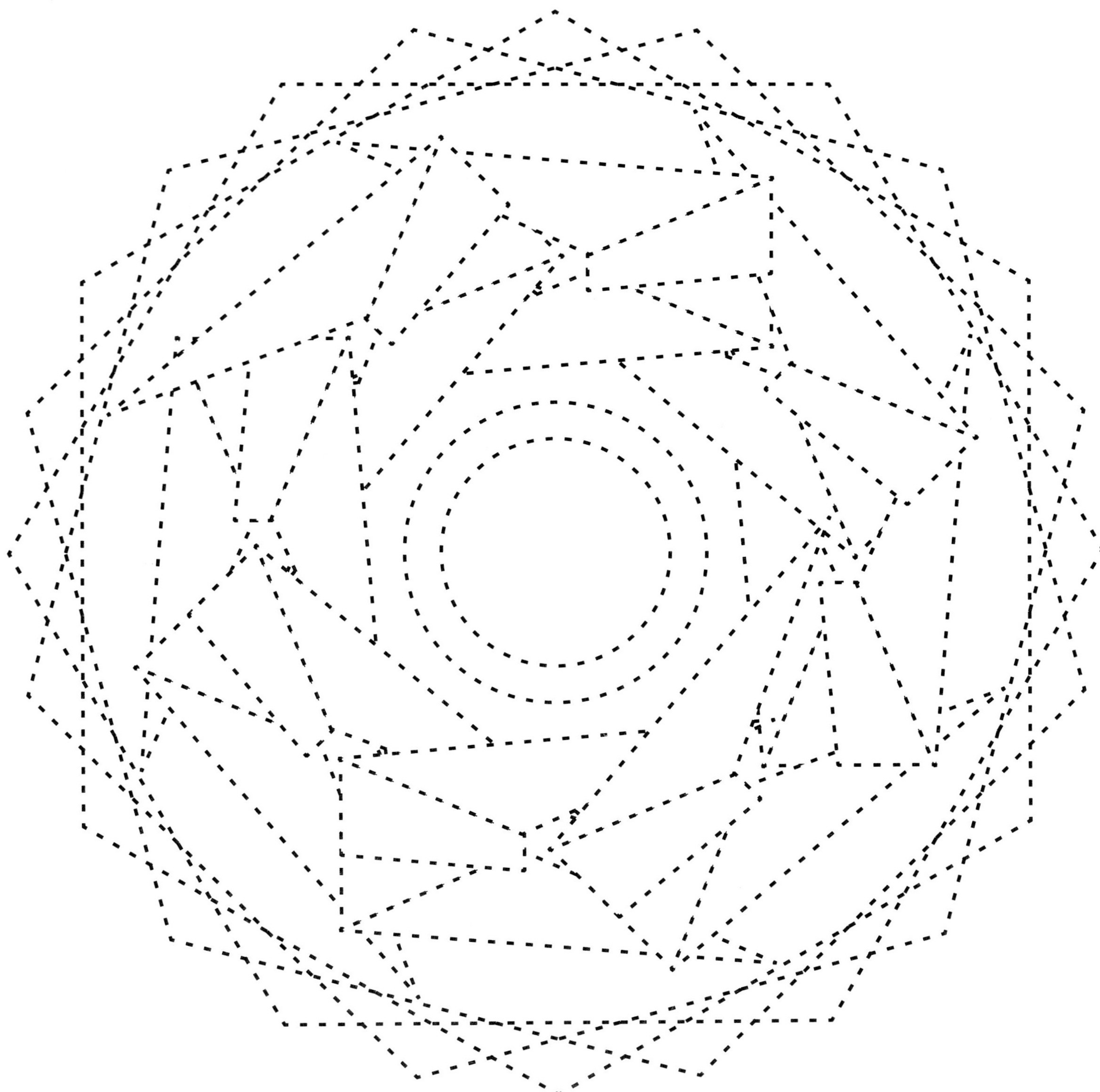

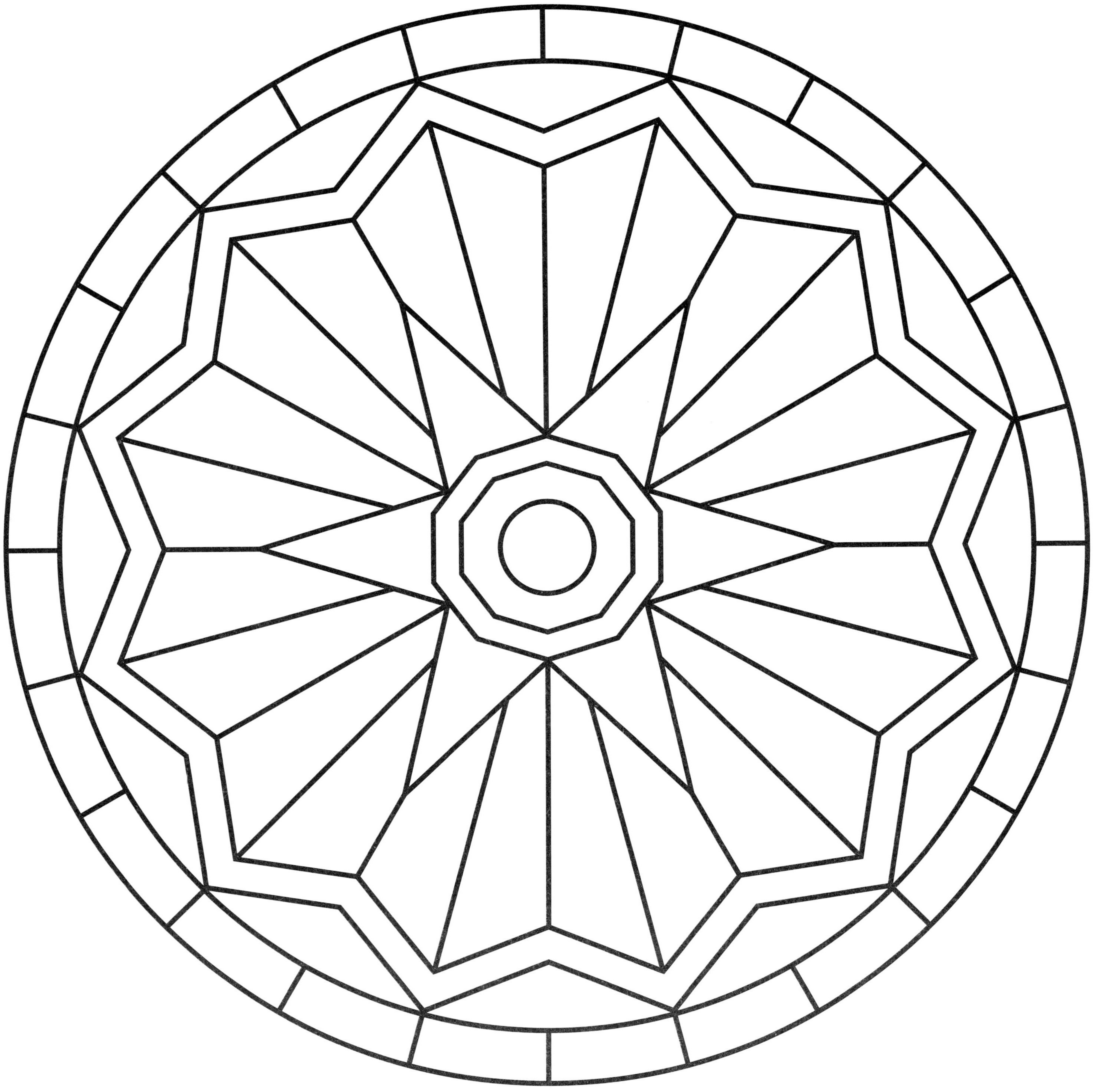

앞의 만다라 일부의 ¼만 그려져 있습니다.
상하좌우 대칭을 생각하여 만다라를 완성해보세요.

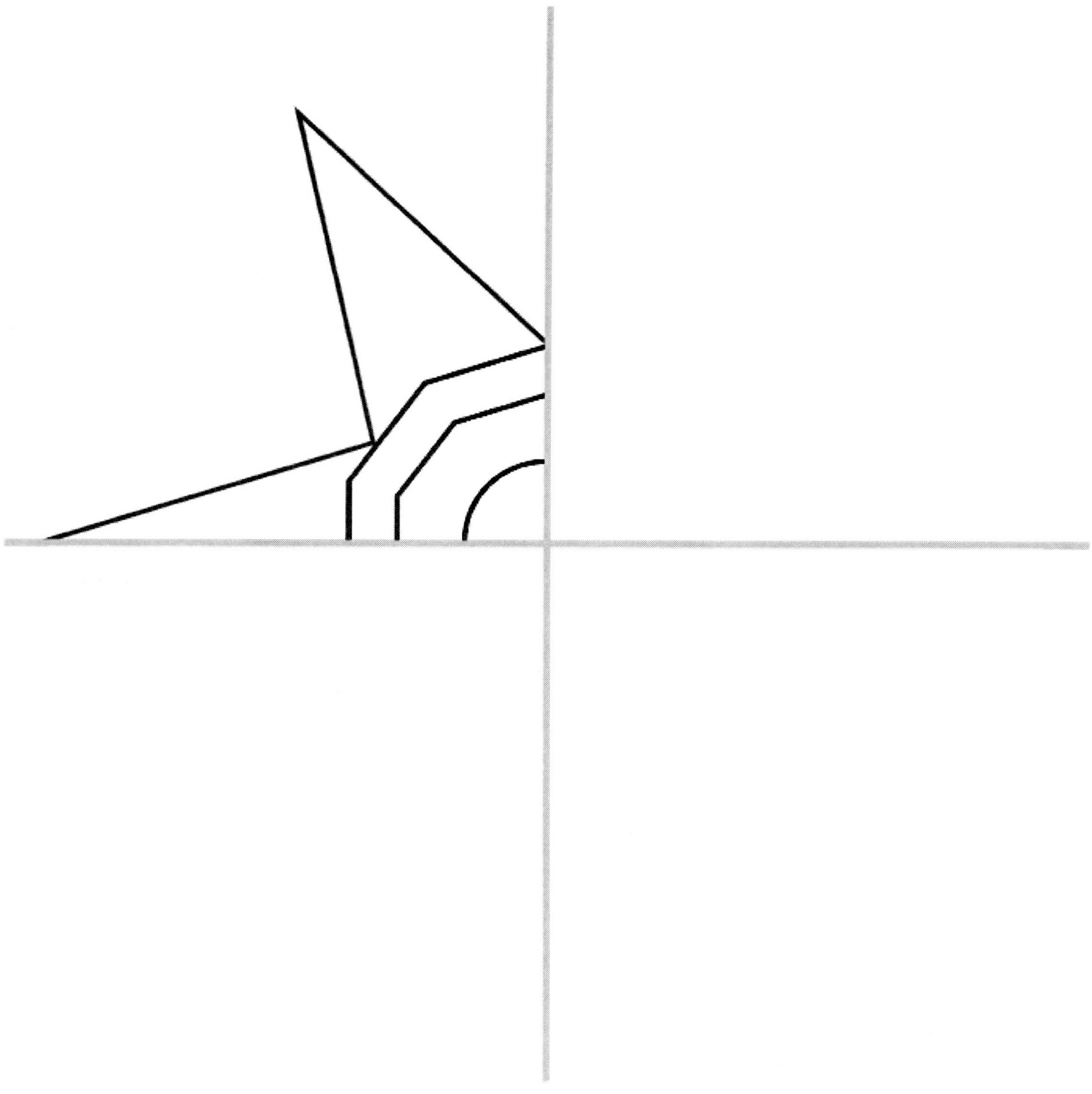

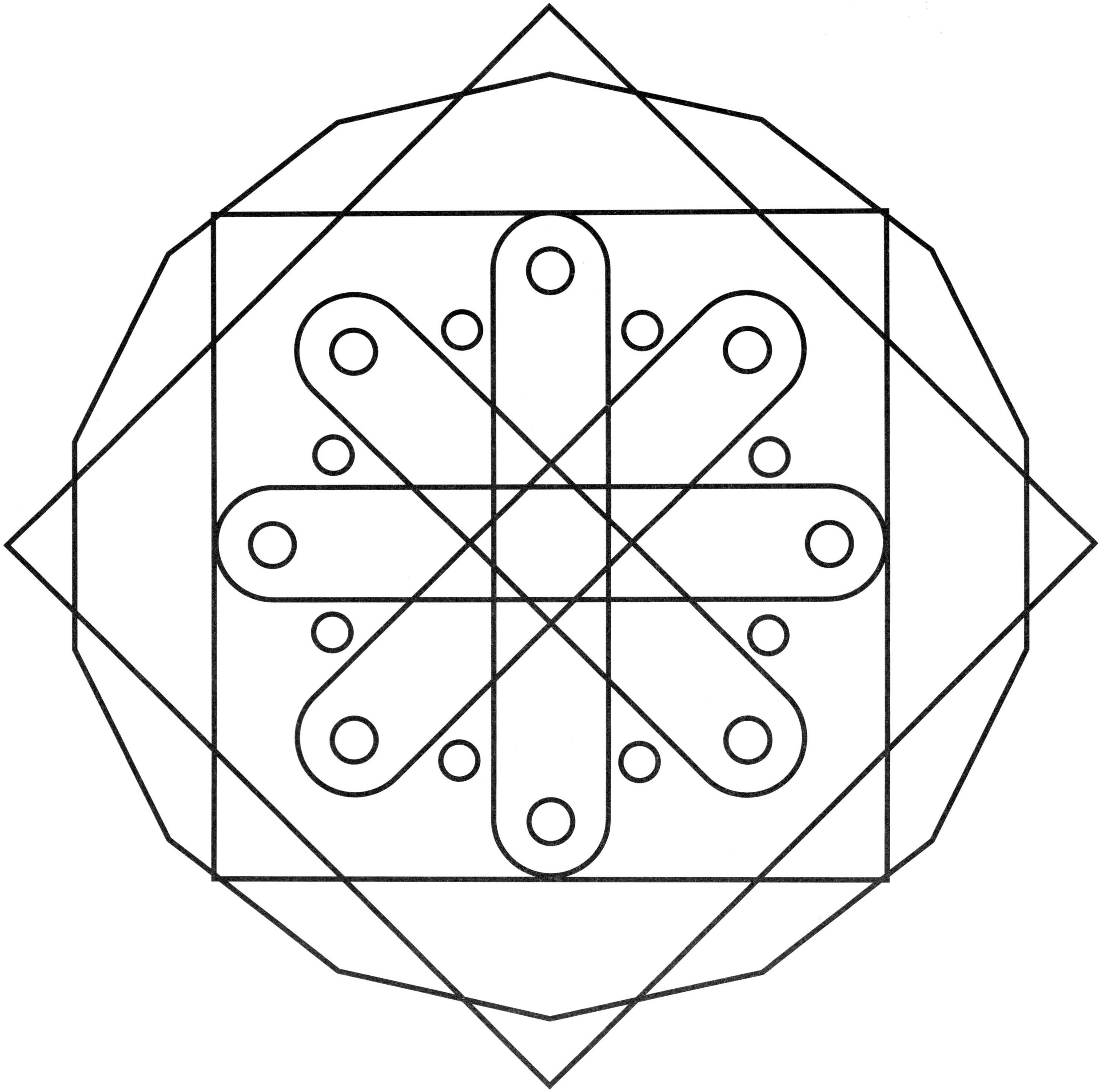

앞의 만다라의 ½은 점선으로 그려져 있습니다.
점선을 이어 그리시고, 빈 공간에는 그리고 싶은 것을 대칭이 되게 그려보세요.

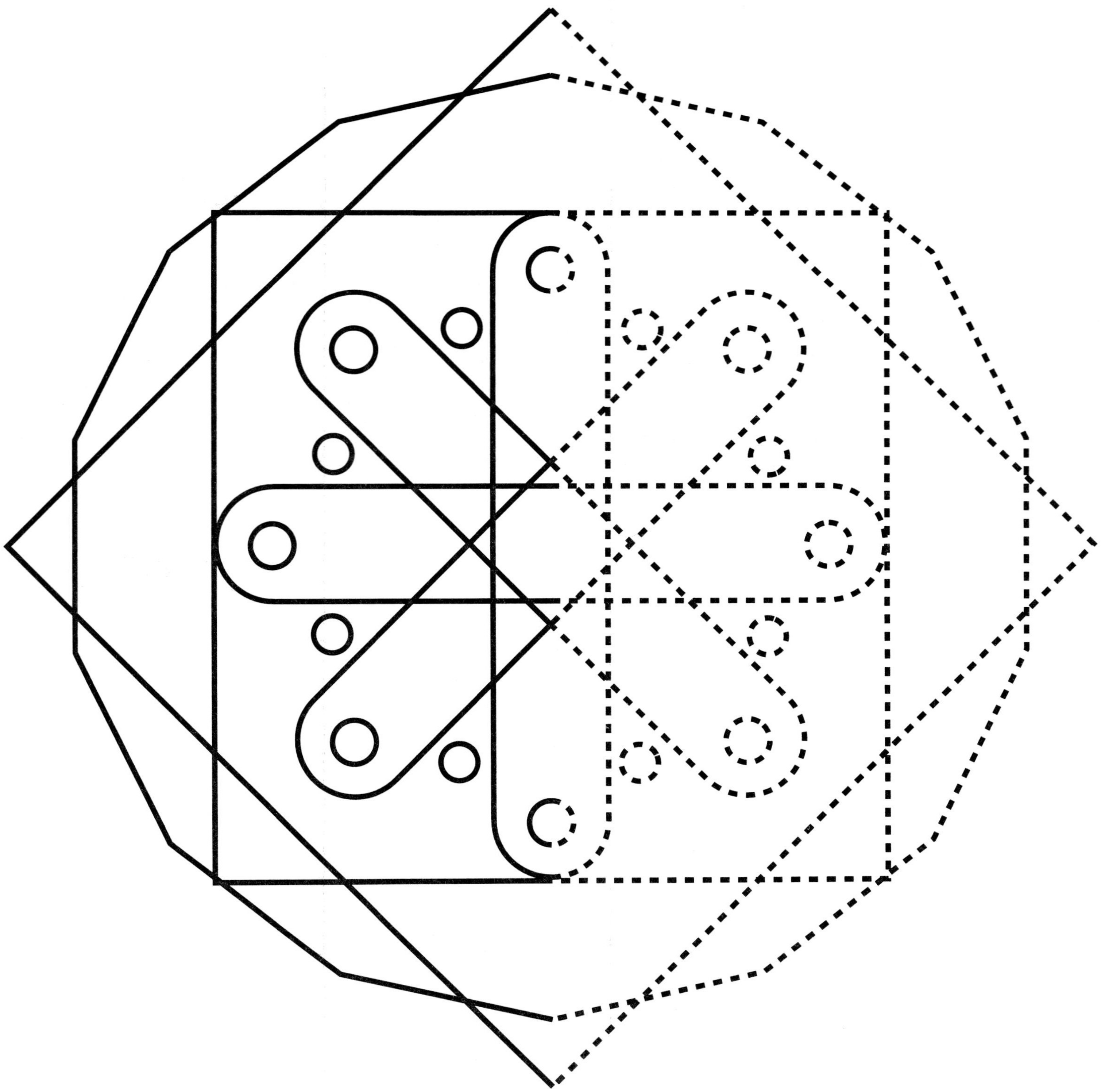

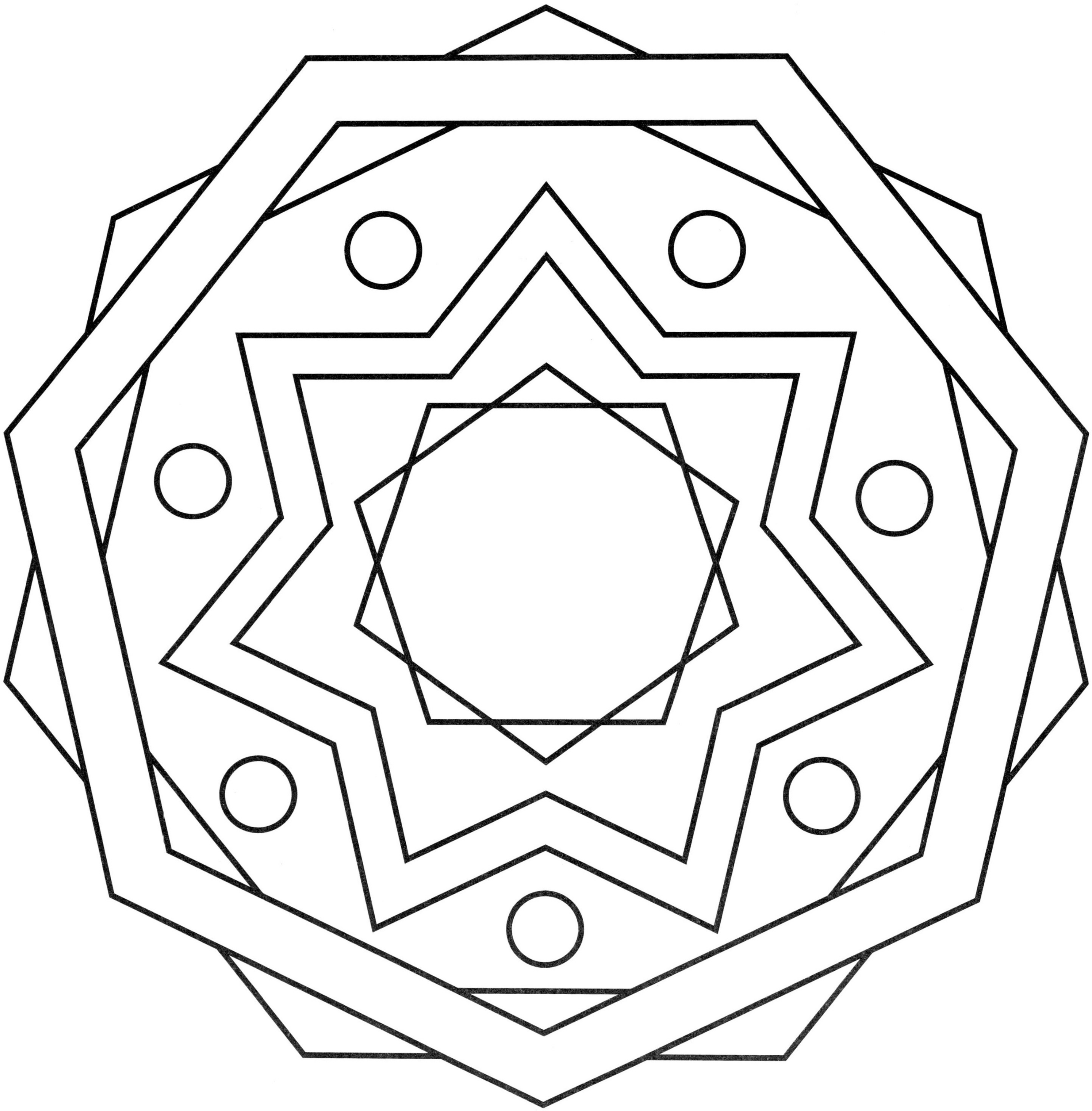

앞의 만다라의 ½은 점선으로 그려져 있습니다.
점선을 이어 그리시고, 빈 공간에는 그리고 싶은 것을 대칭이 되게 그려보세요.

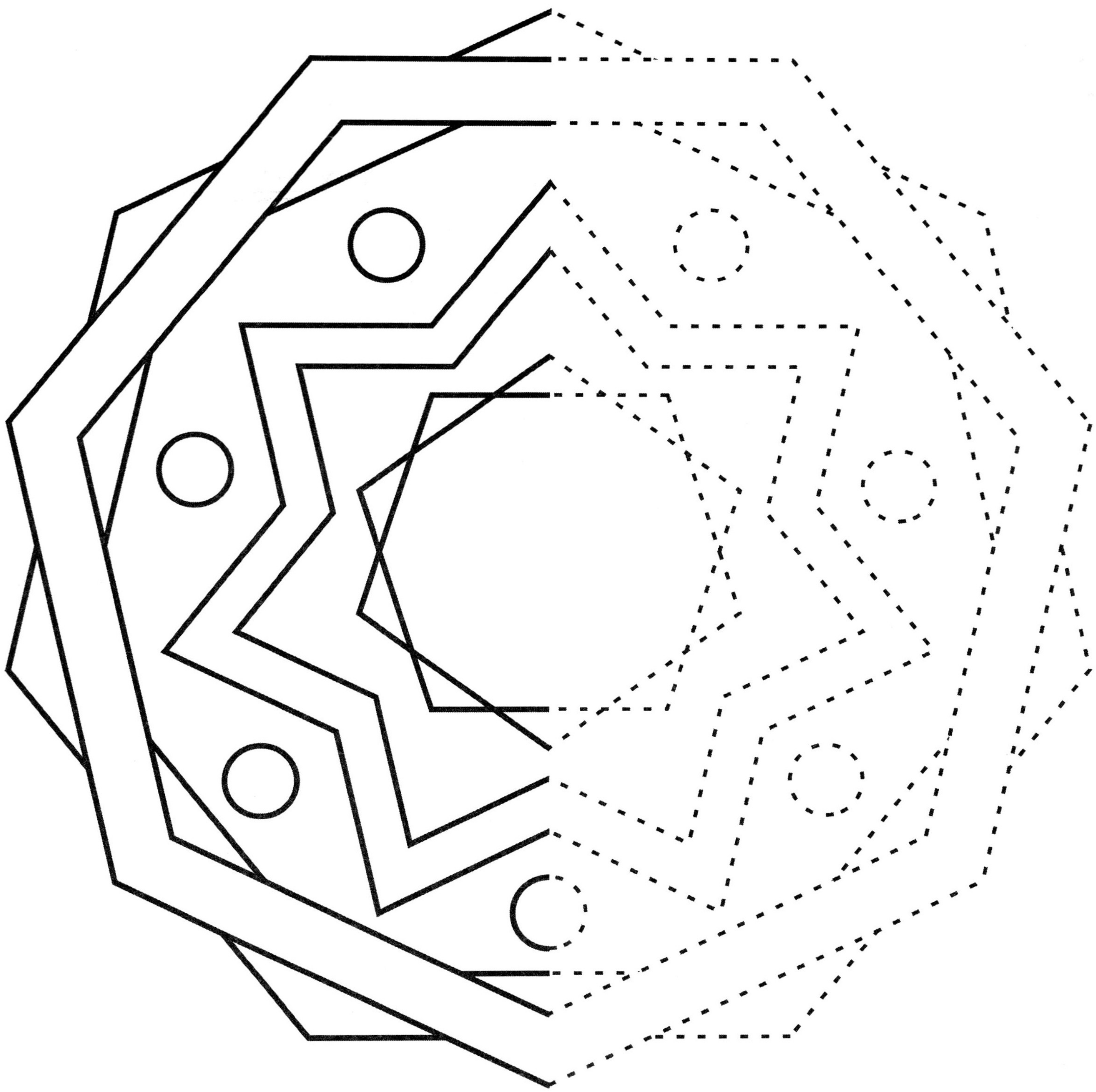

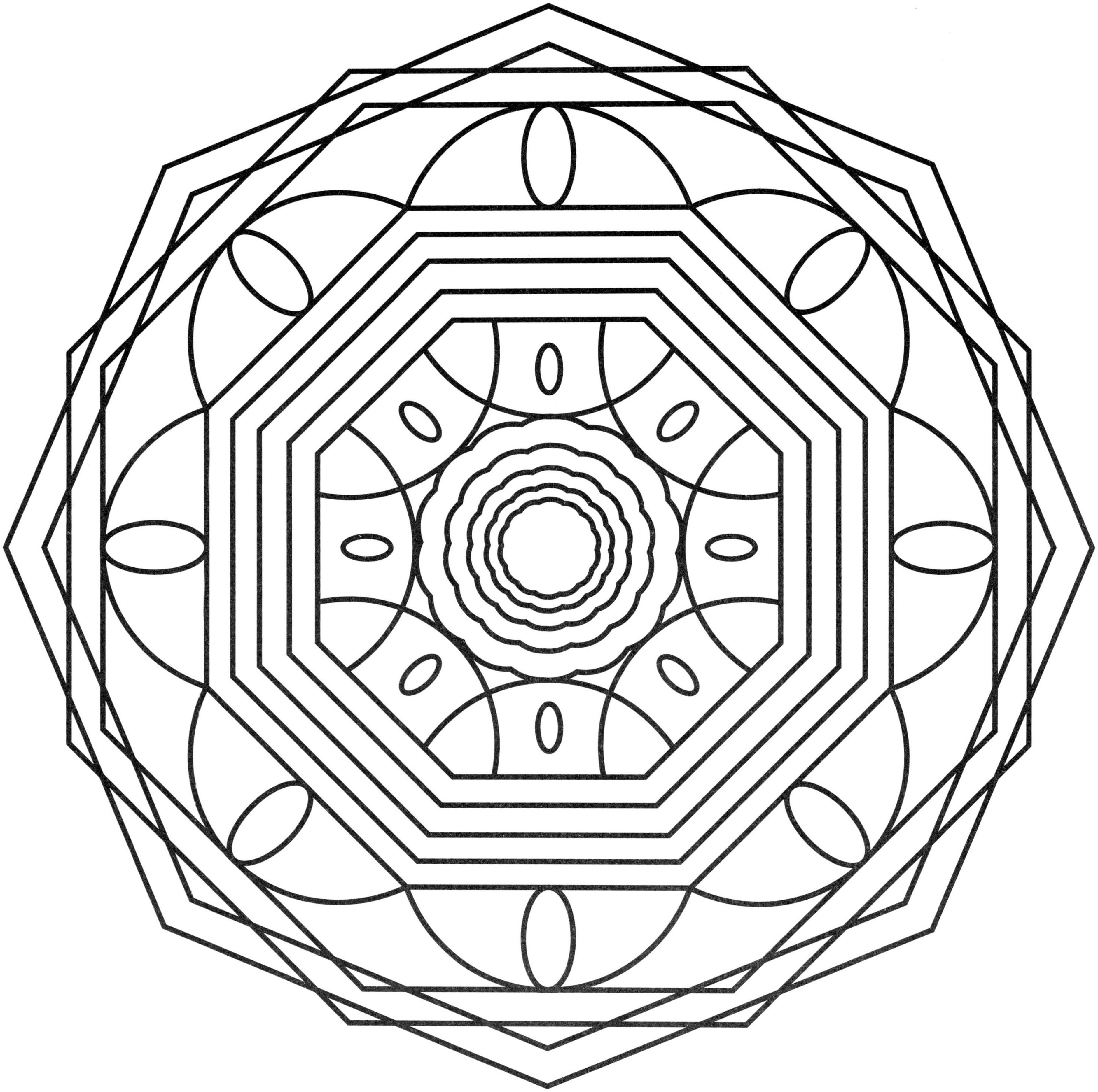

만다라의 ¼은 점선, ¼은 빈 공간입니다.
1. 점선을 이어 그려보세요.
2. 빈 공간은 대칭을 생각해서 그려보세요.

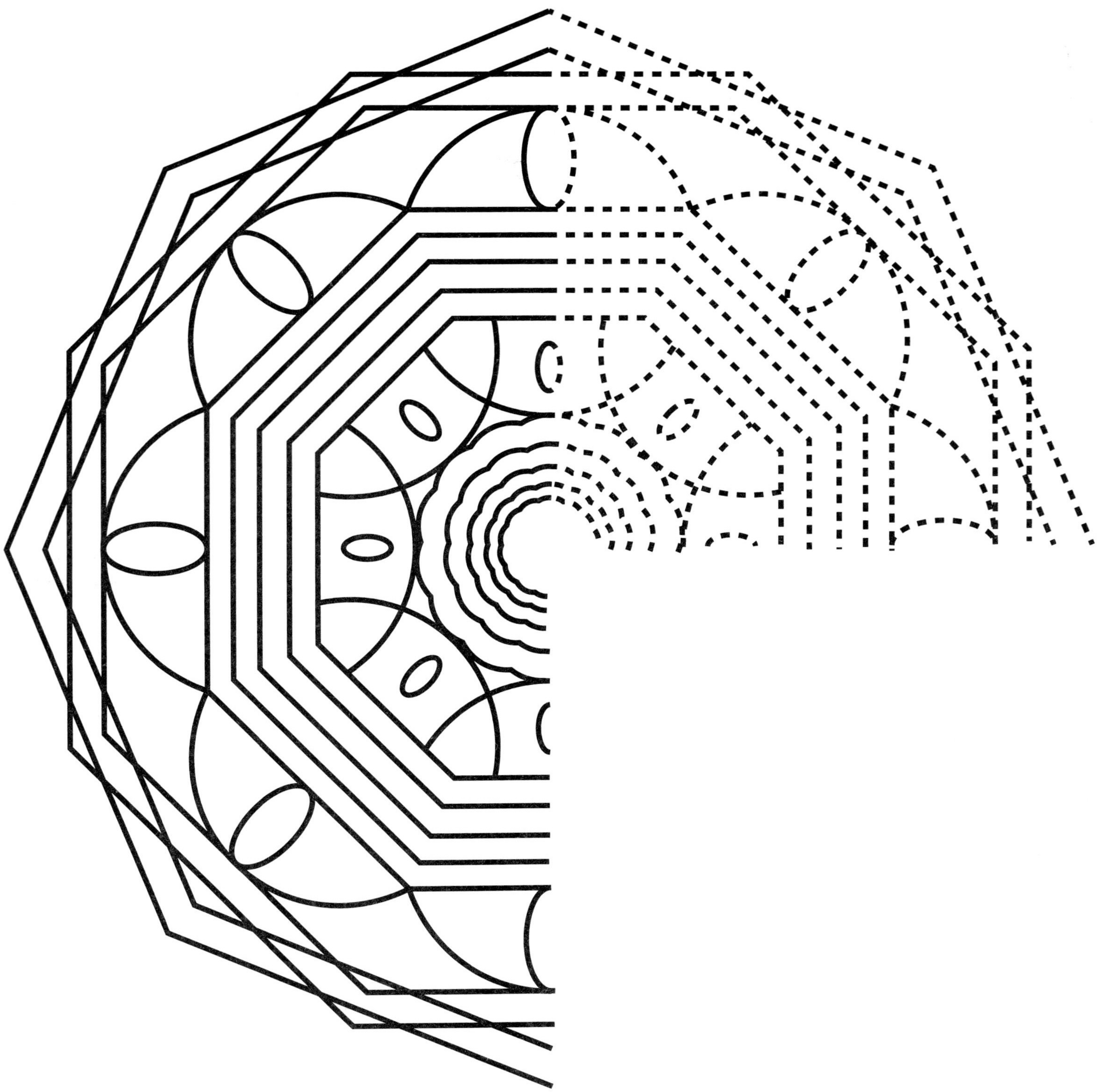

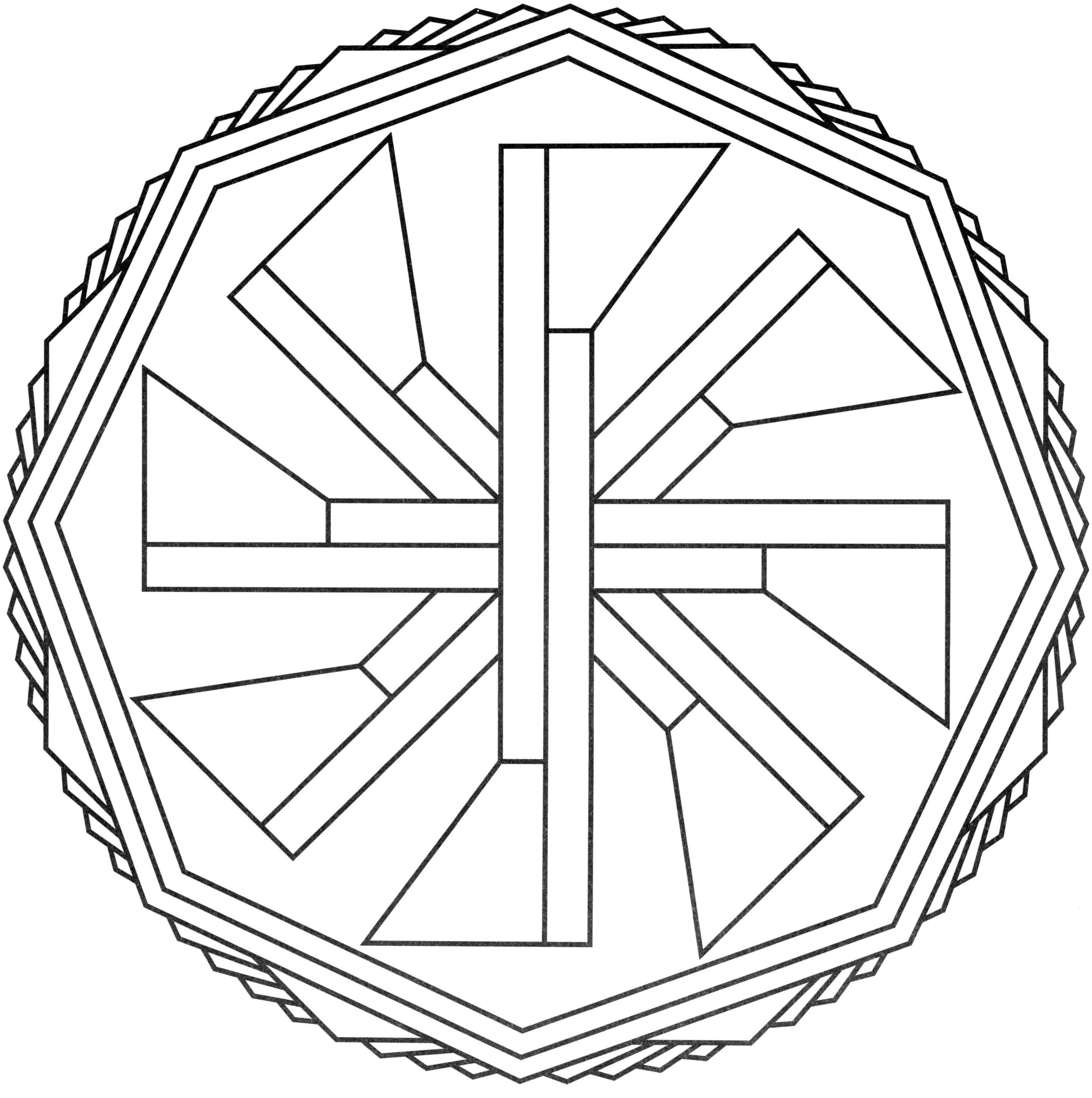

앞의 만다라를 생각해보세요,

1. 점선을 이어 그려보세요.
2. 빈 공간에는 그리고 싶은 것을 대칭이 되게 그려보세요.

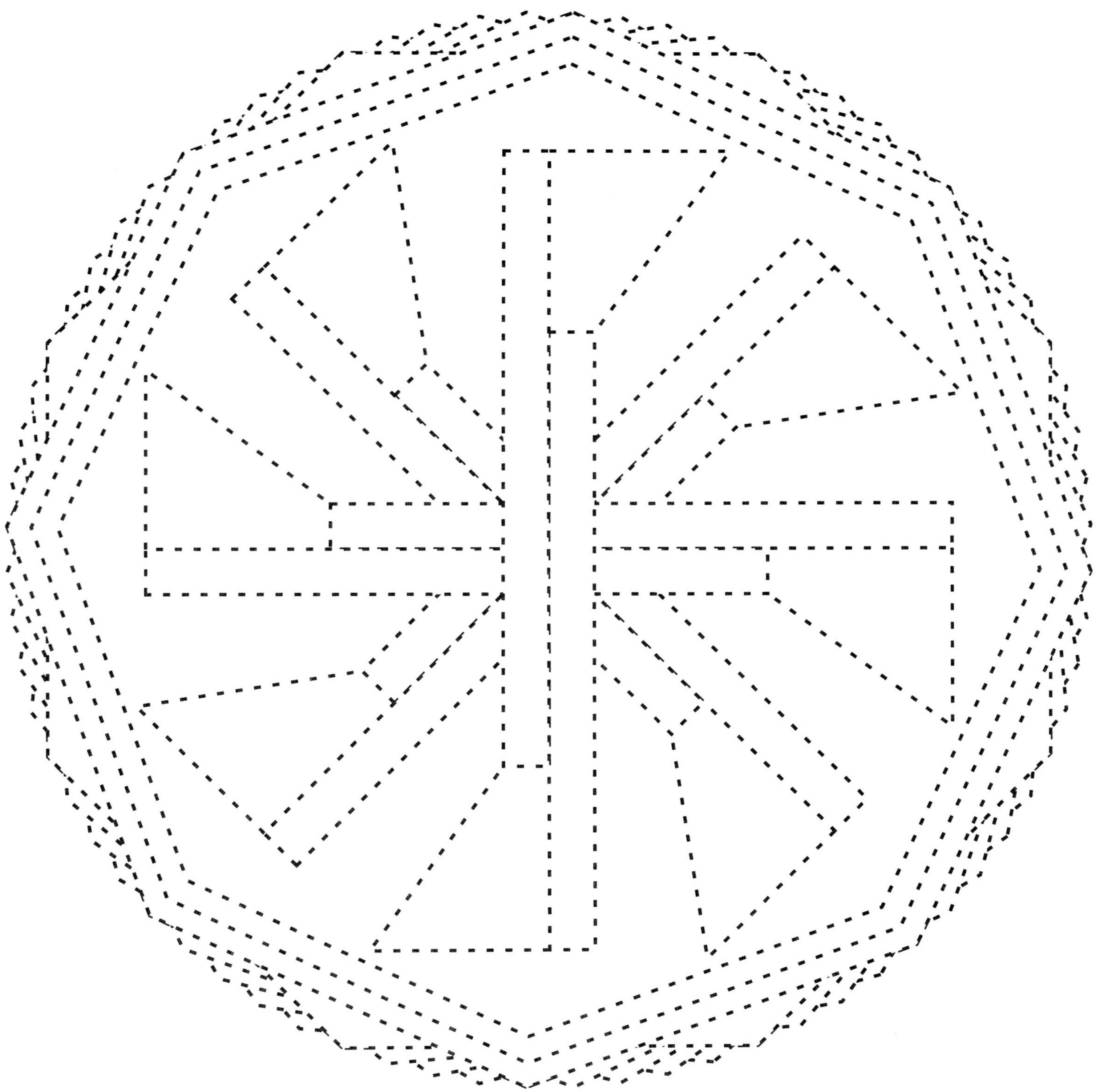

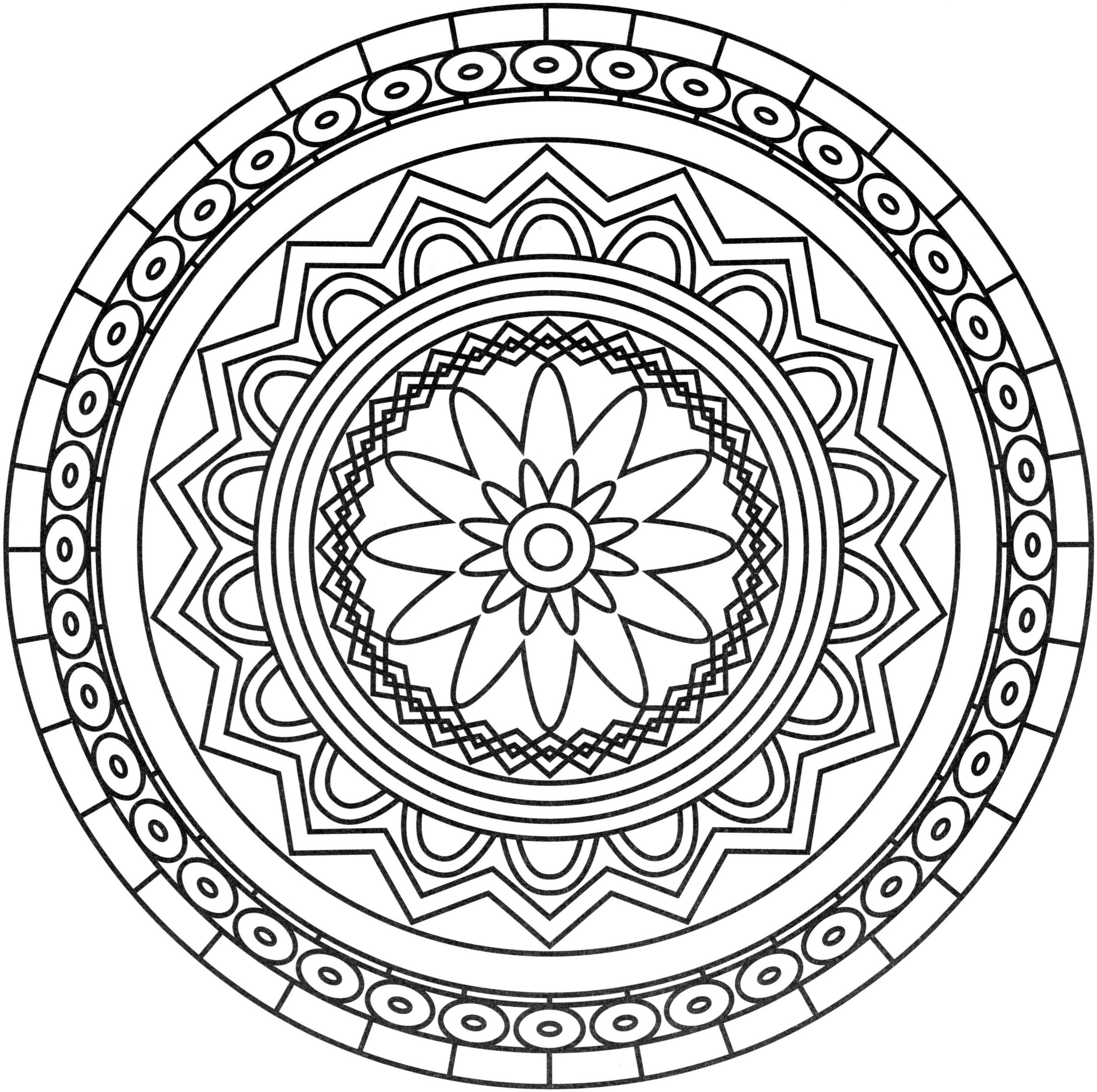

앞의 만다라를 생각해보세요,

1. 점선을 이어 그려보세요.
2. 빈 공간에는 그리고 싶은 것을 대칭이 되게 그려보세요.

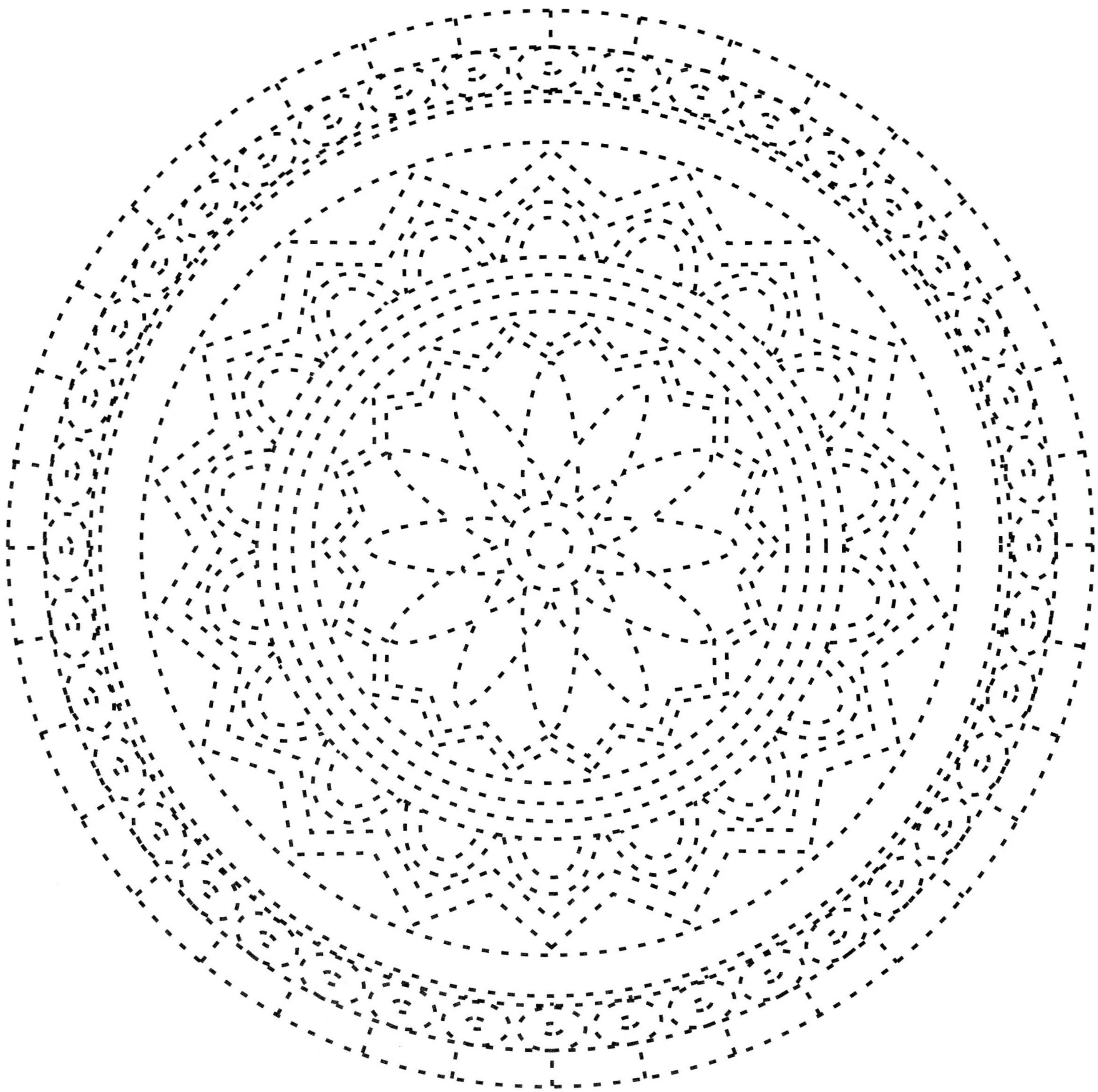

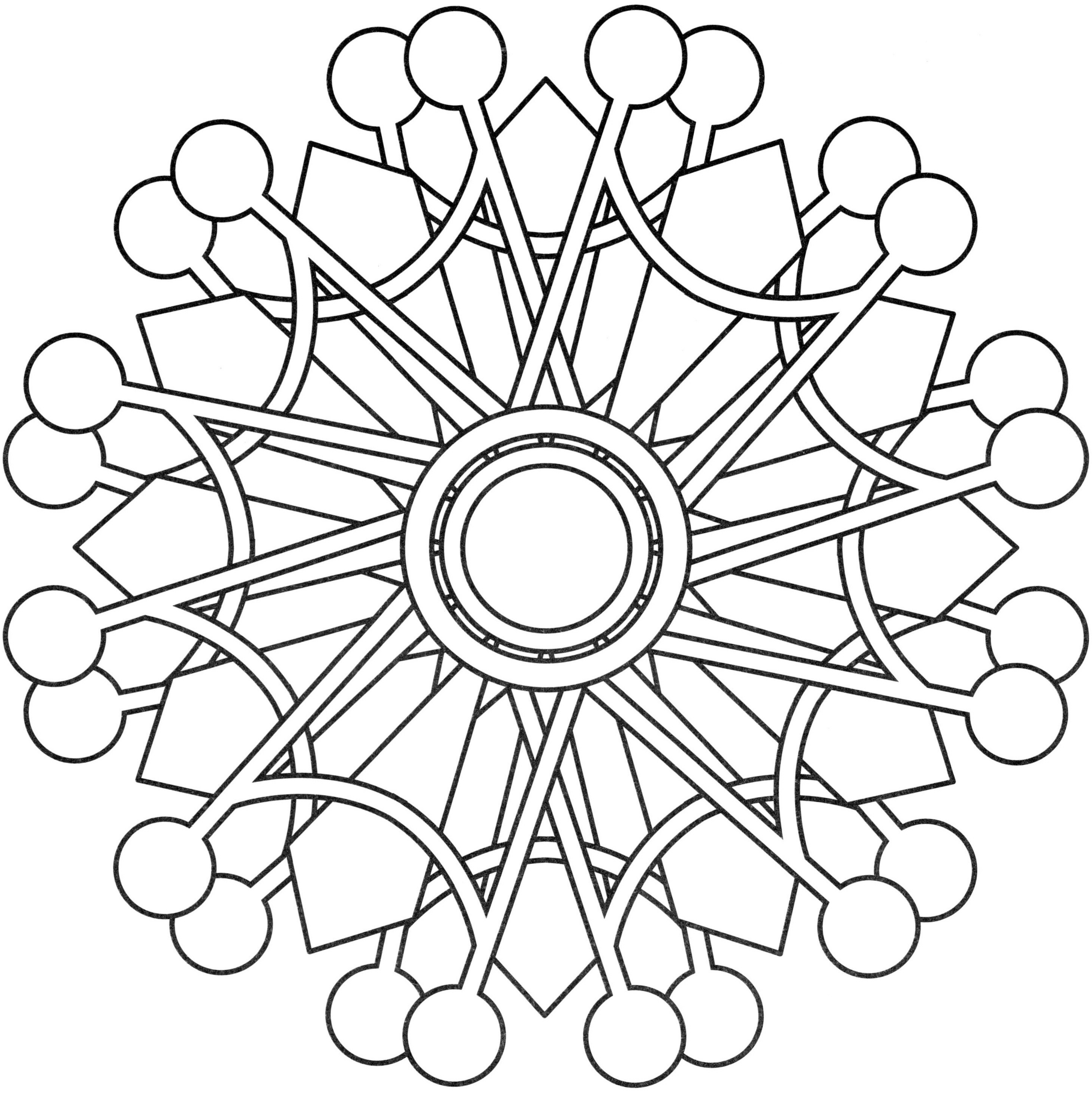

앞의 만다라를 생각해보세요,
1. 점선을 이어 그려보세요.
2. 빈 공간에는 그리고 싶은 것을 대칭이 되게 그려보세요.

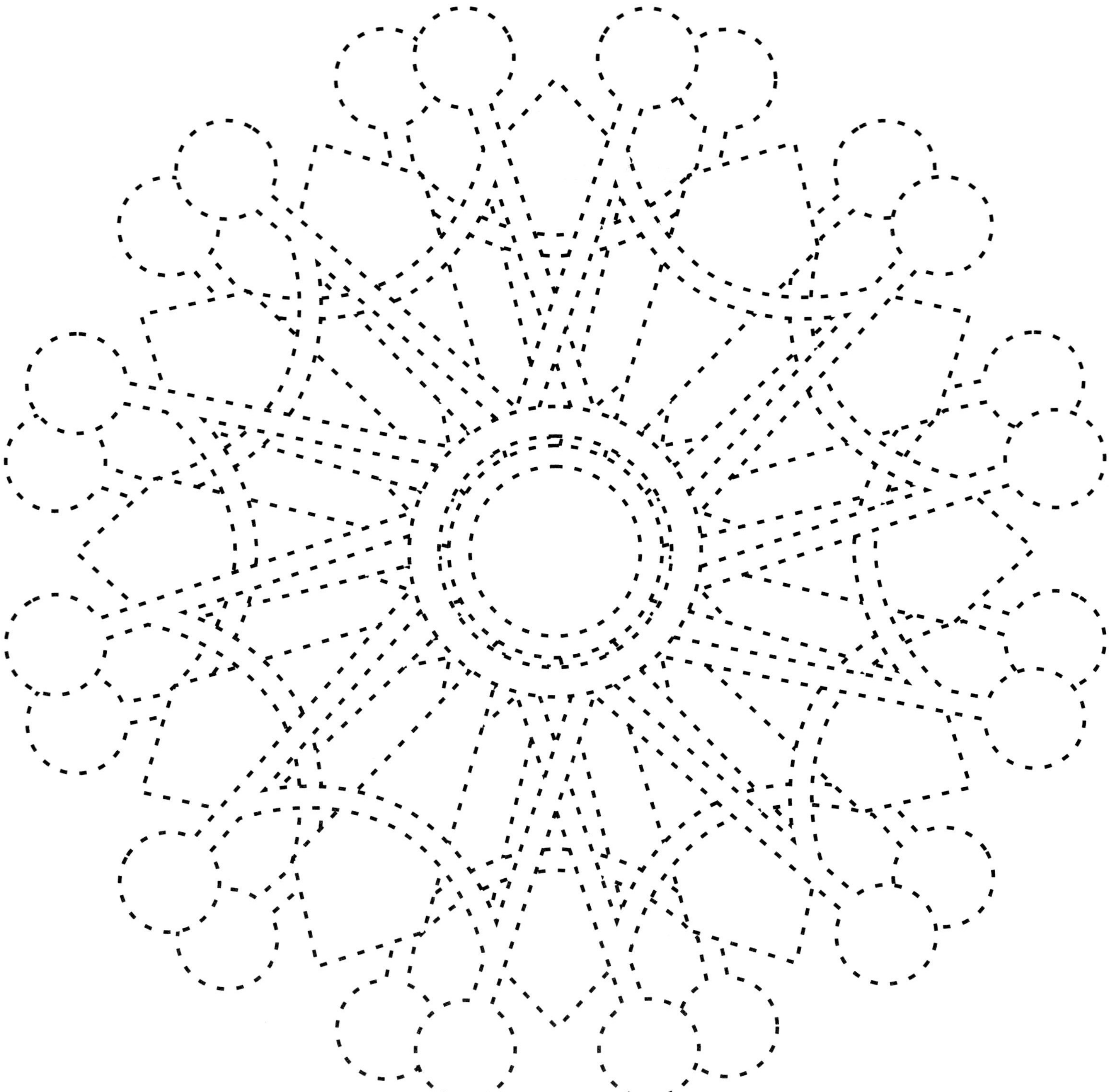

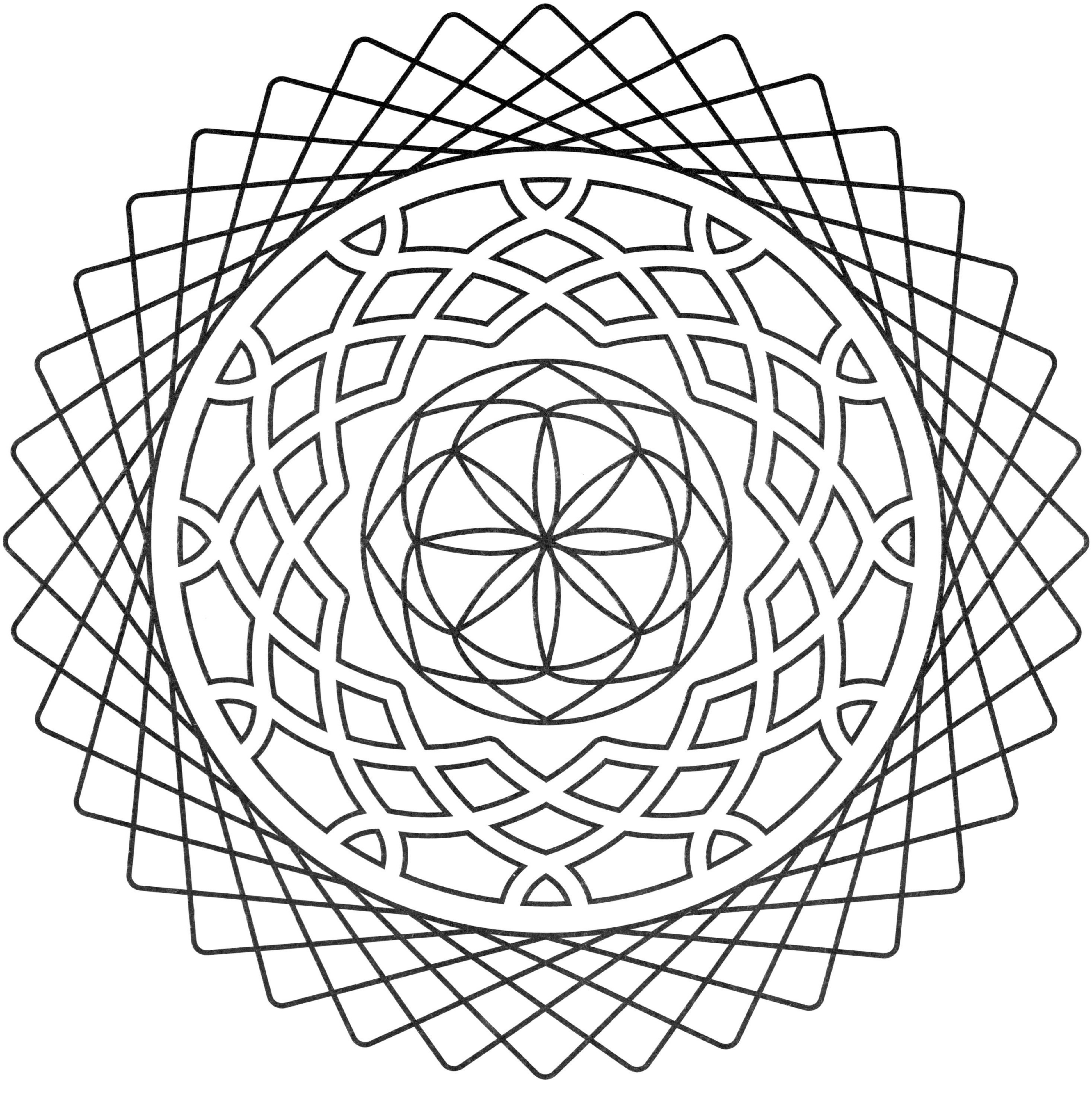

앞의 만다라 일부의 ¼만 그려져 있습니다.
상하좌우 대칭을 생각하여 만다라를 완성해보세요.

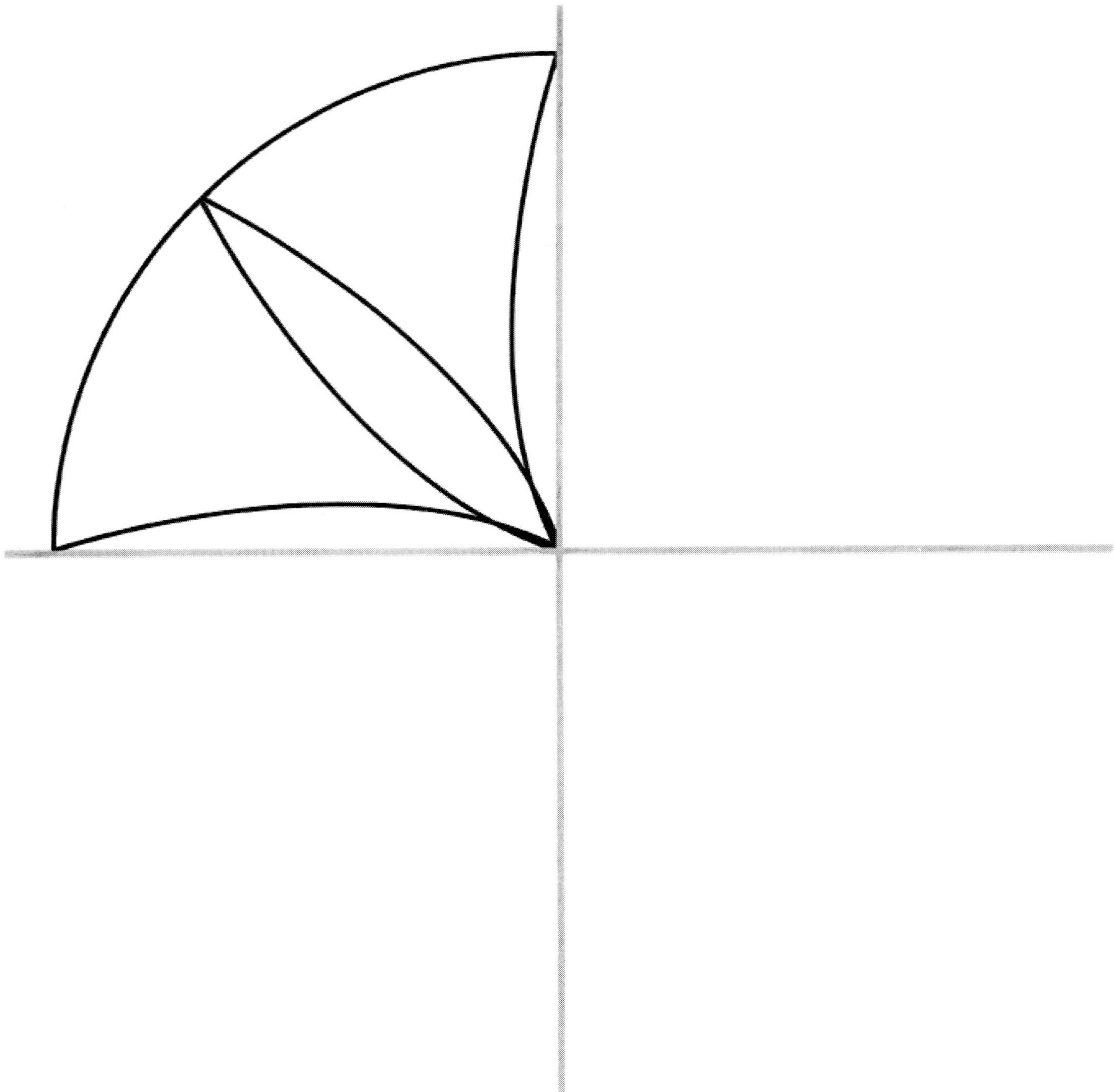

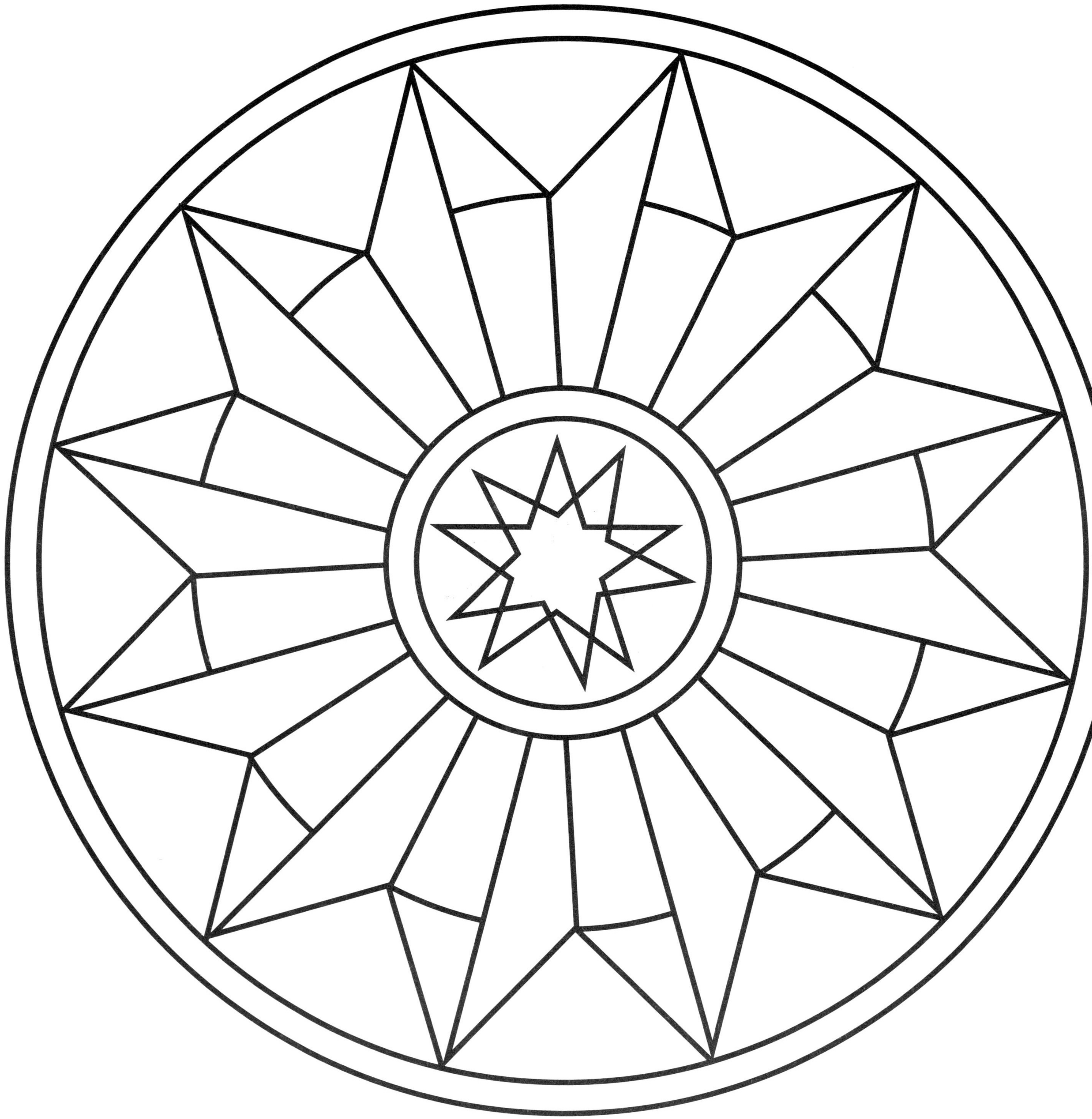

앞의 만다라를 그려보세요.
1. 만다라를 보고 기억나는 대로 그려보세요.
2. 그리고 싶은 것을 추가하여 그려보세요.

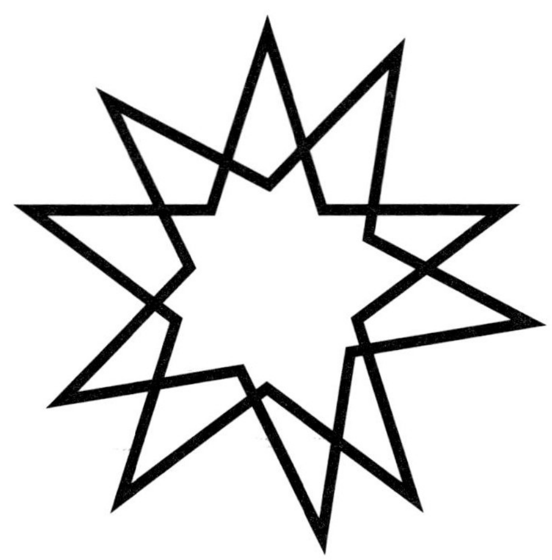

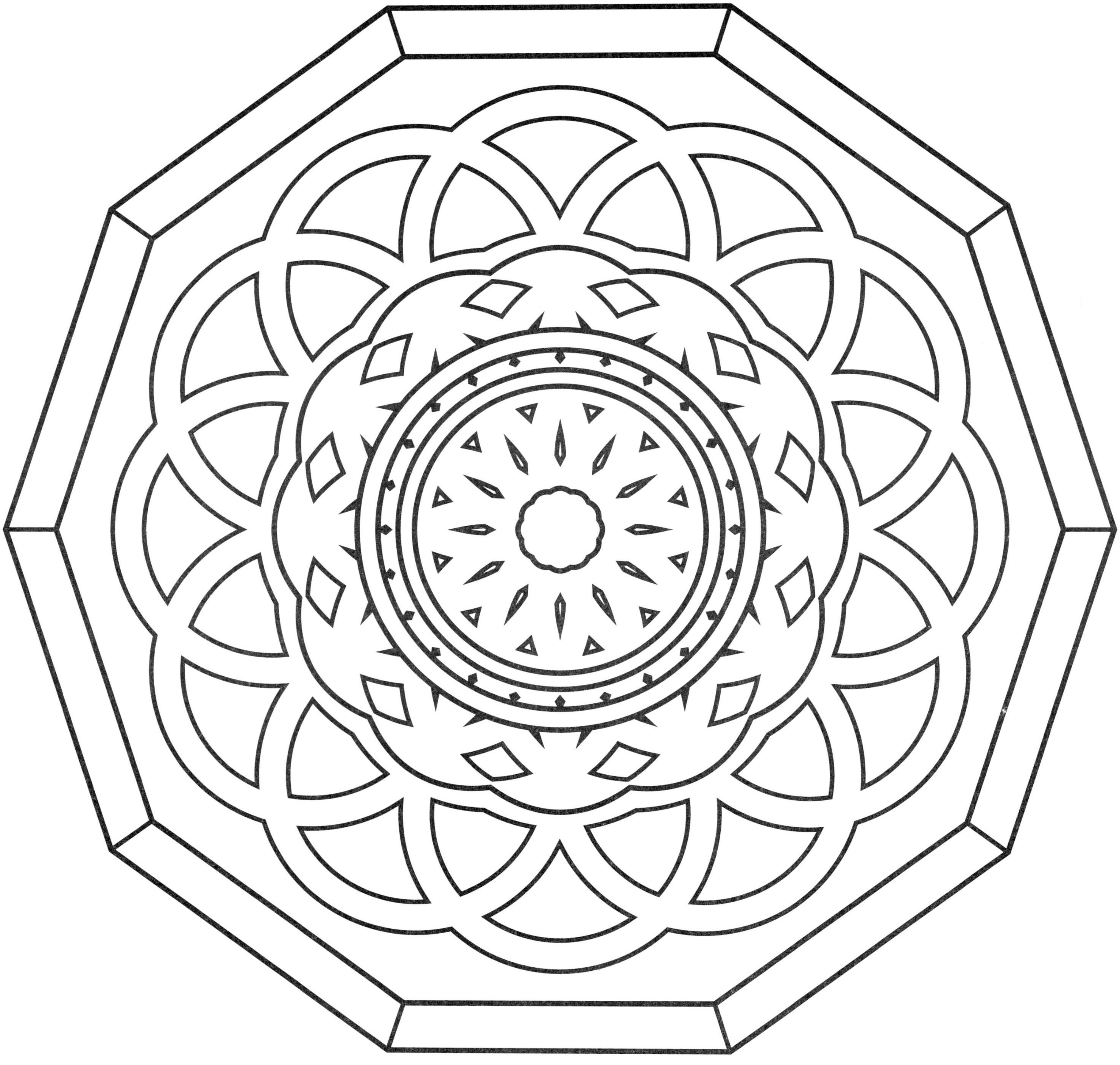

앞의 만다라를 생각해보세요.

1. 점선을 이어 그려보세요.
2. 빈 공간에는 그리고 싶은 것을 대칭이 되게 그려보세요.

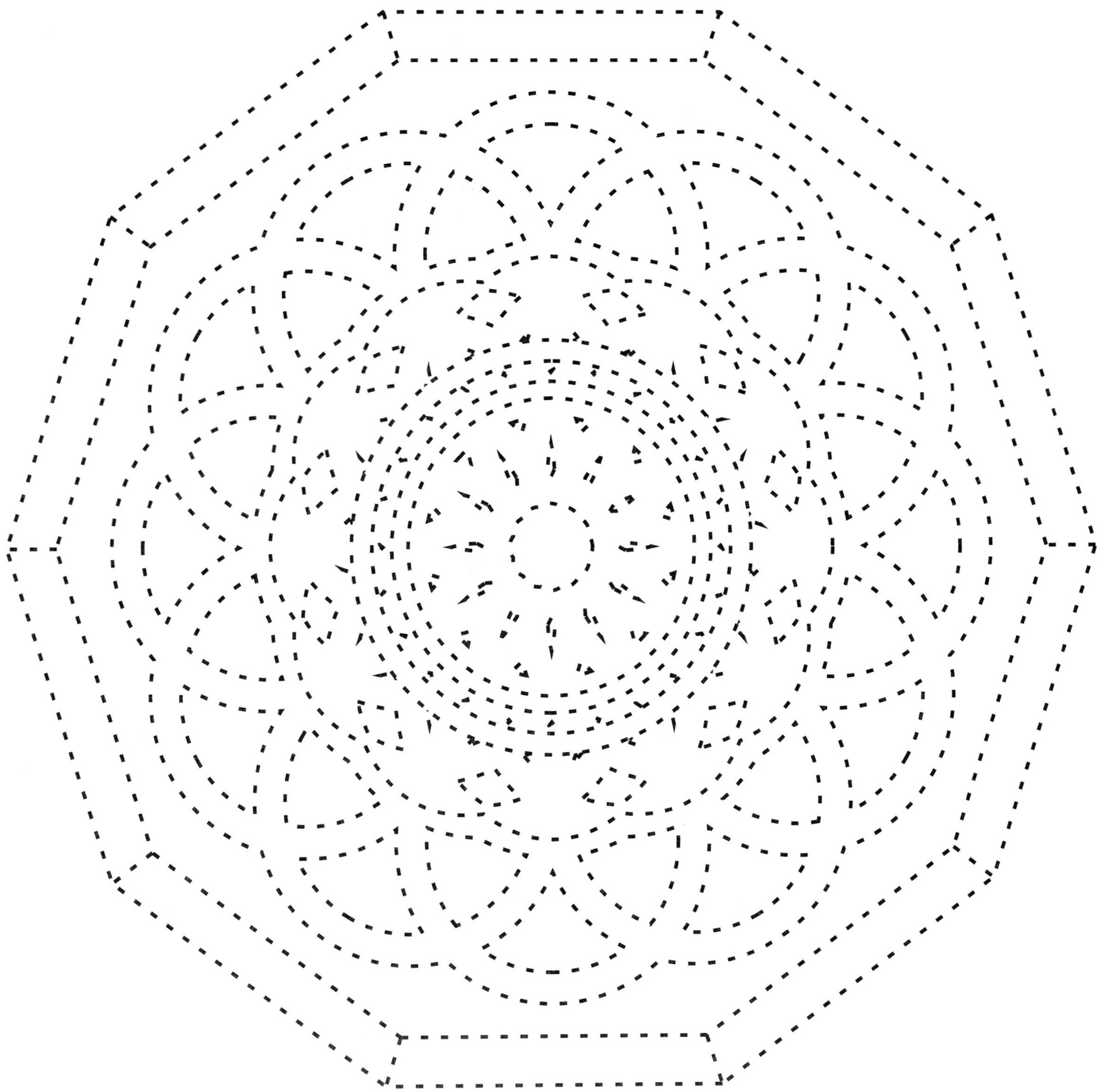

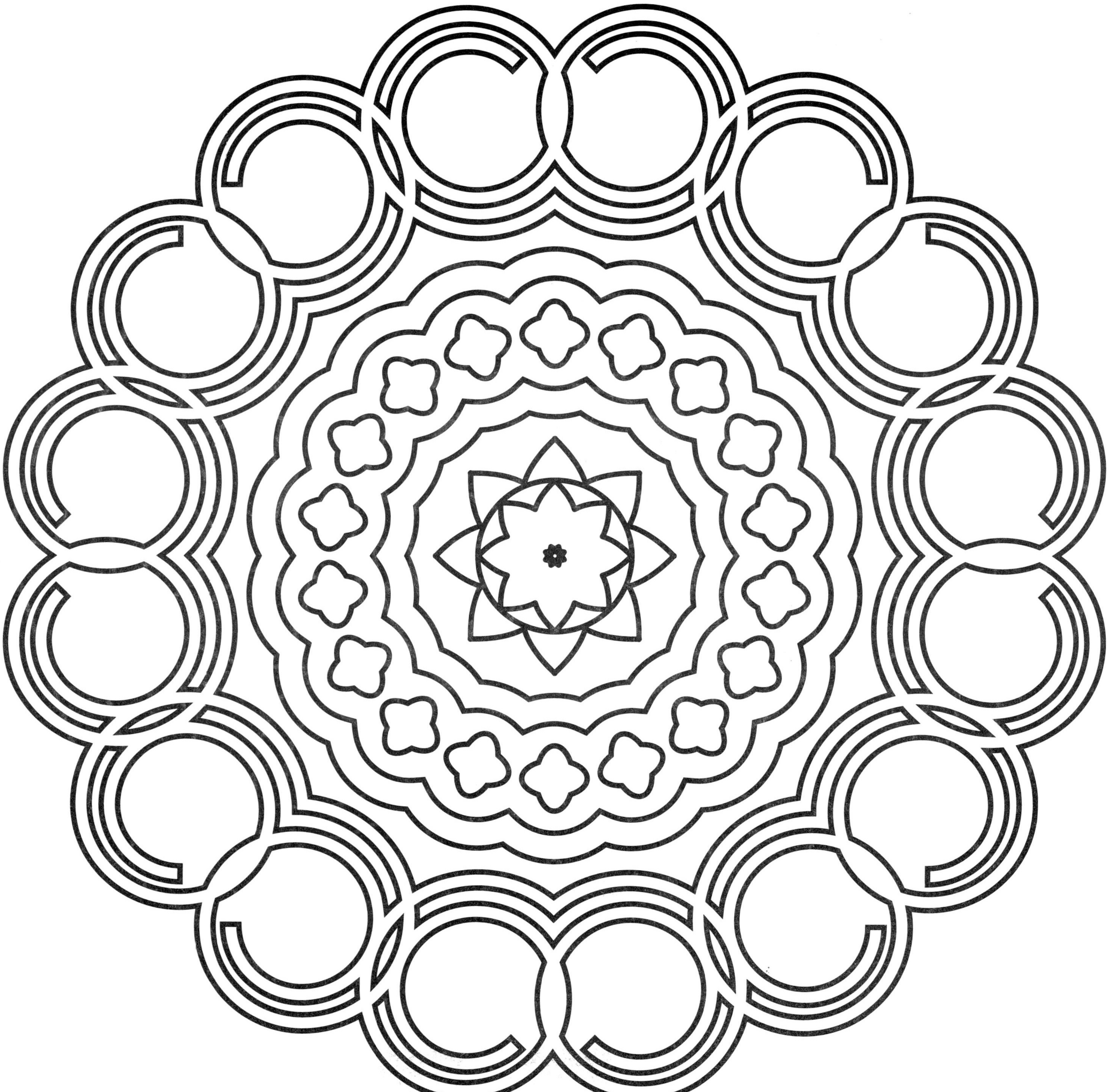

앞의 만다라 일부의 ¼만 그려져 있습니다.
상하좌우 대칭을 생각하여 만다라를 완성해보세요.

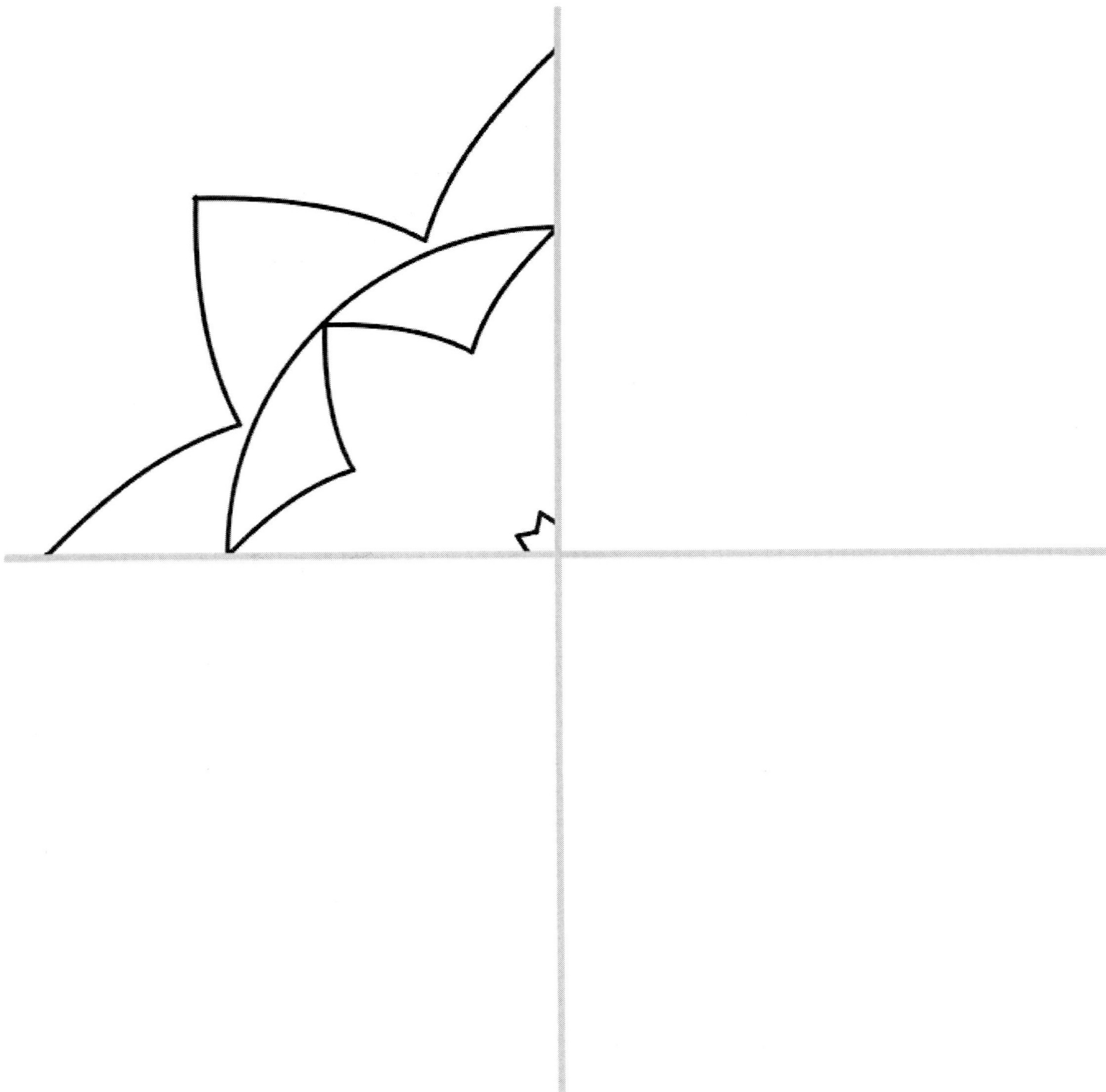

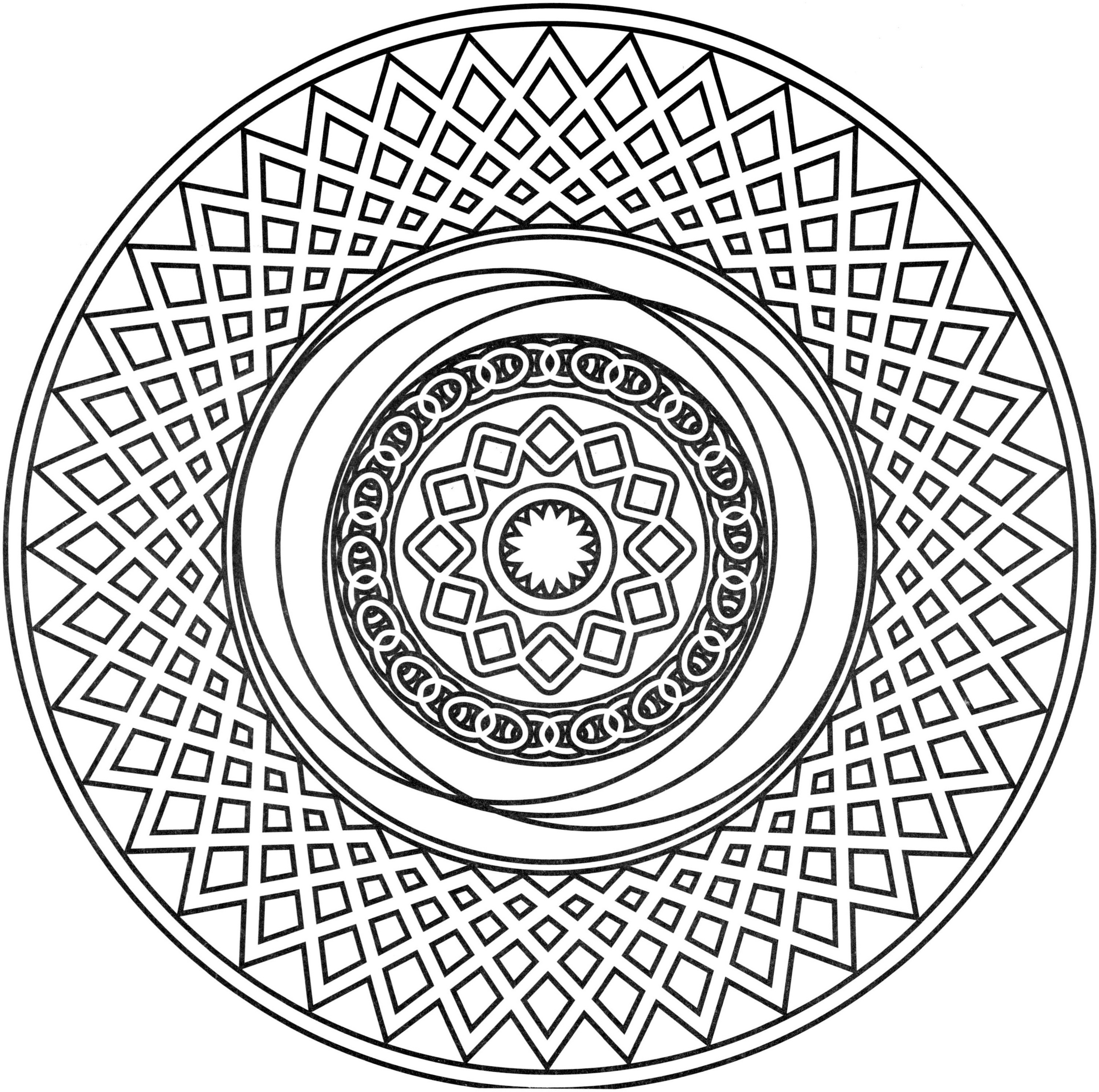

앞의 만다라를 그려보세요.

1. 만다라를 보고 기억나는 대로 그려보세요.
2. 그리고 싶은 것을 추가하여 그려보세요.

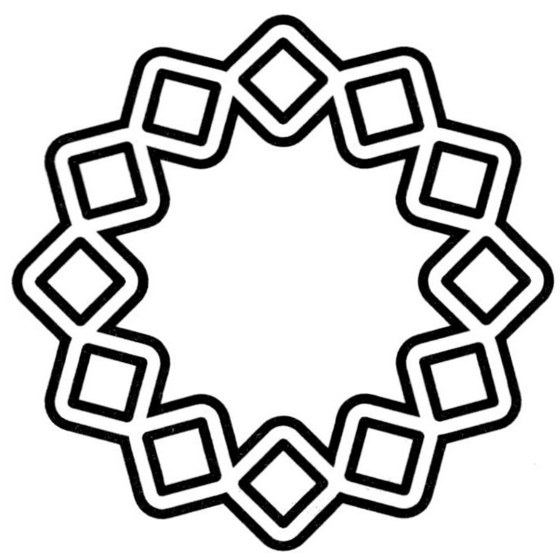

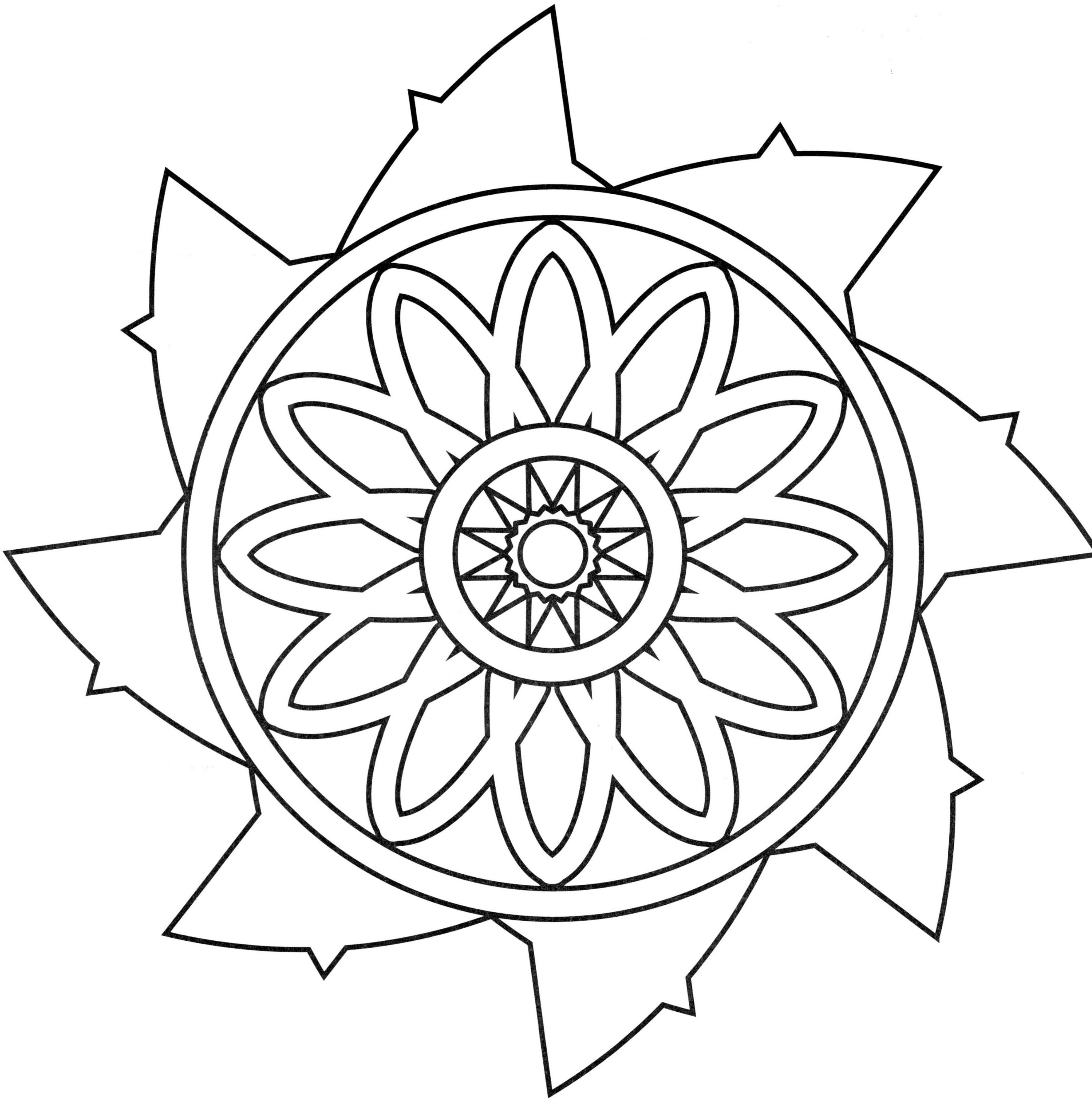

앞의 만다라를 그려보세요.

1. 만다라를 보고 기억나는 대로 그려보세요.
2. 그리고 싶은 것을 추가하여 그려보세요.

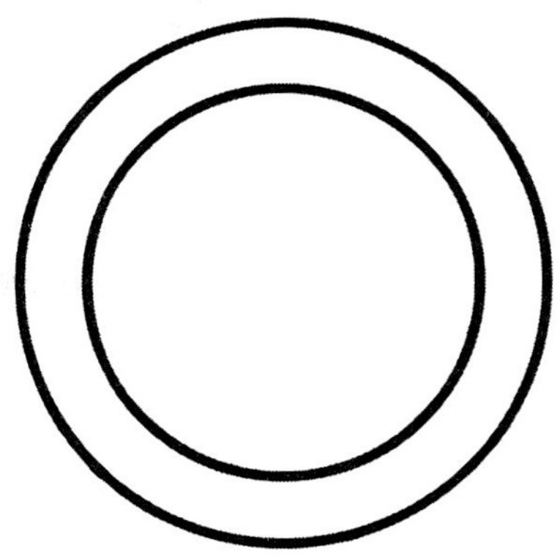

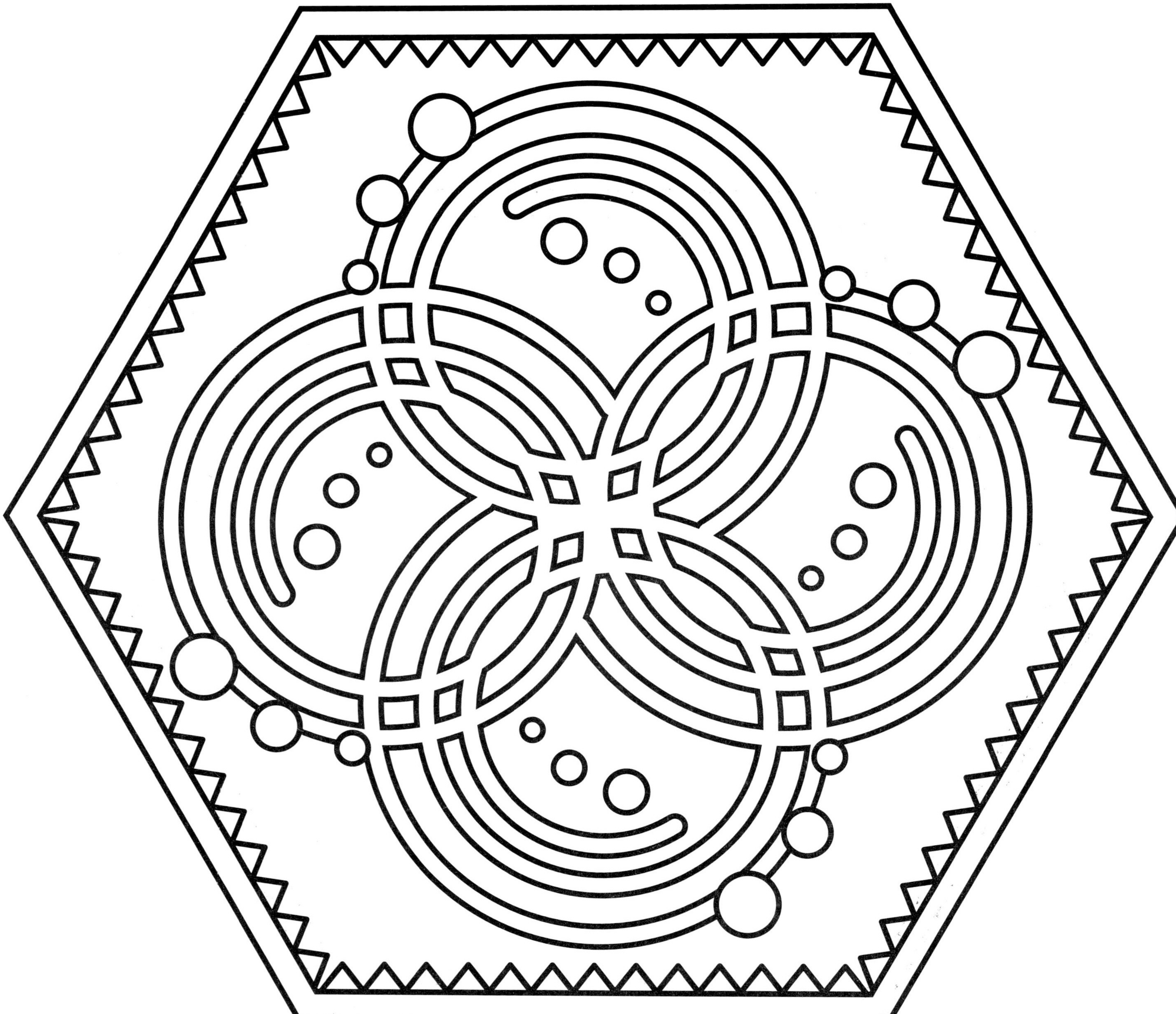

앞의 만다라를 그려보세요.

1. 만다라를 보고 기억나는 대로 그려보세요.
2. 그리고 싶은 것을 추가하여 그려보세요.

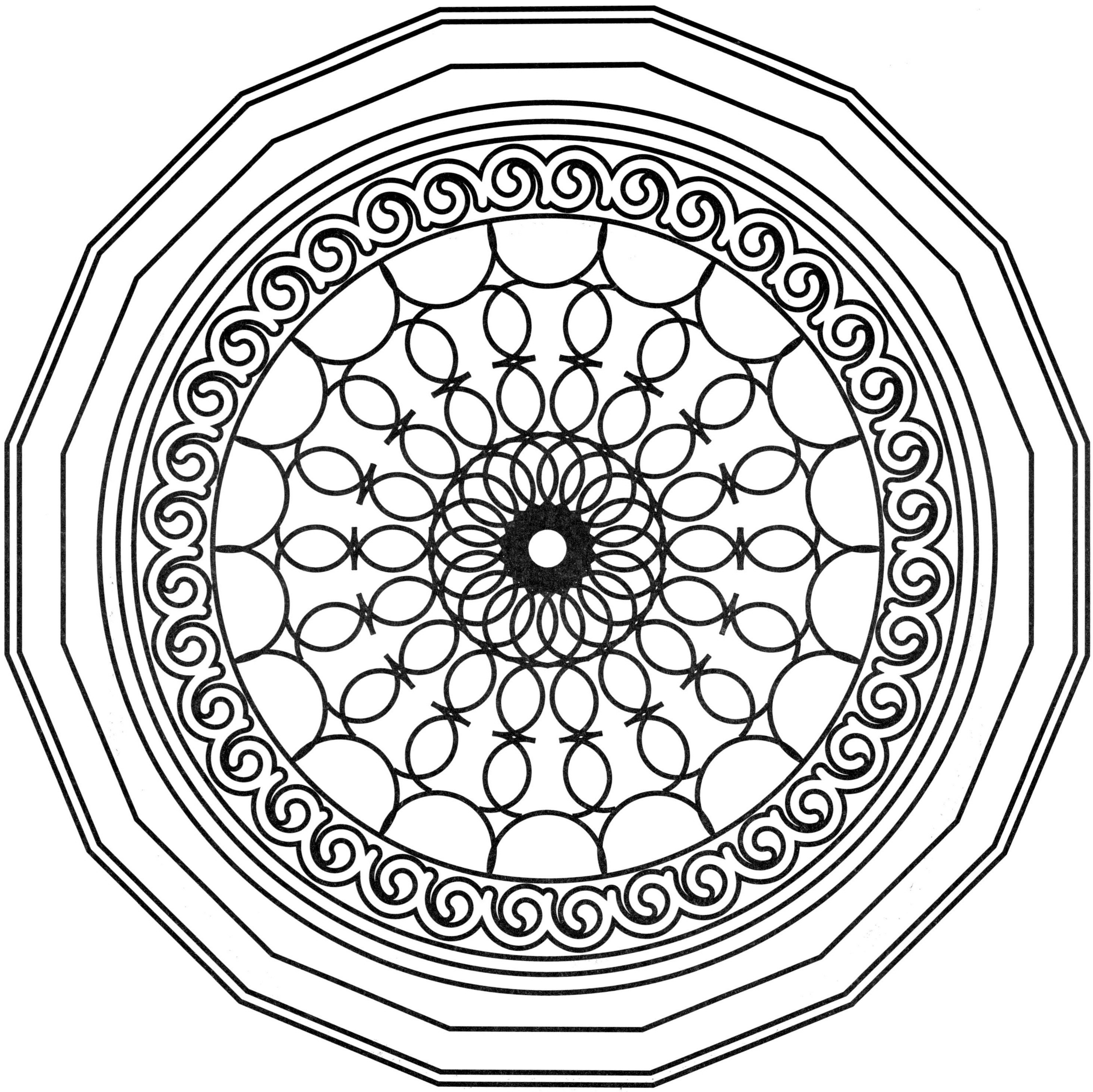

앞의 만다라를 그려보세요.
1. 만다라를 보고 기억나는 대로 그려보세요.
2. 그리고 싶은 것을 추가하여 그려보세요.

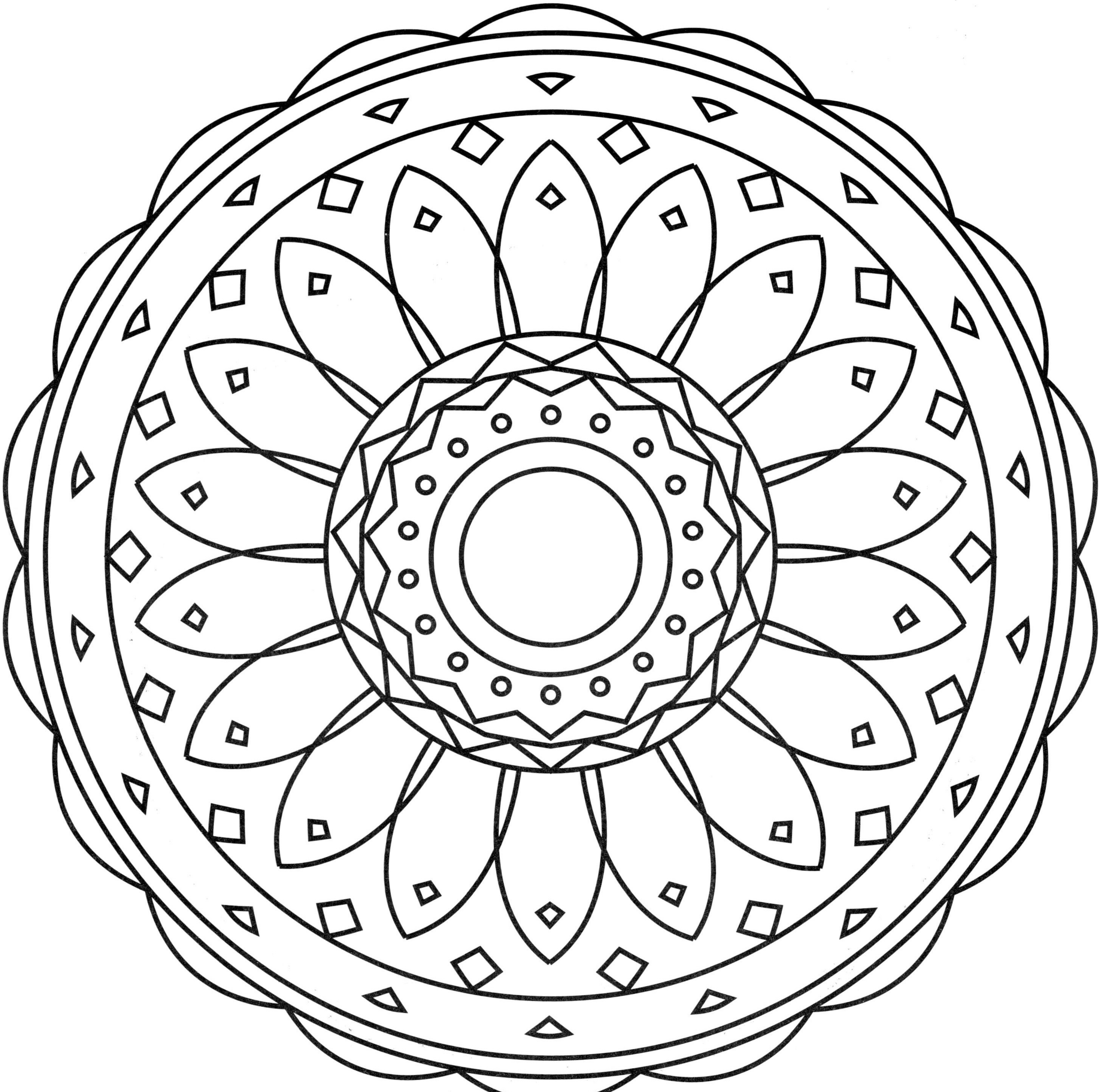

앞의 만다라를 그려보세요.

1. 만다라를 보고 기억나는 대로 그려보세요.
2. 그리고 싶은 것을 추가하여 그려보세요.

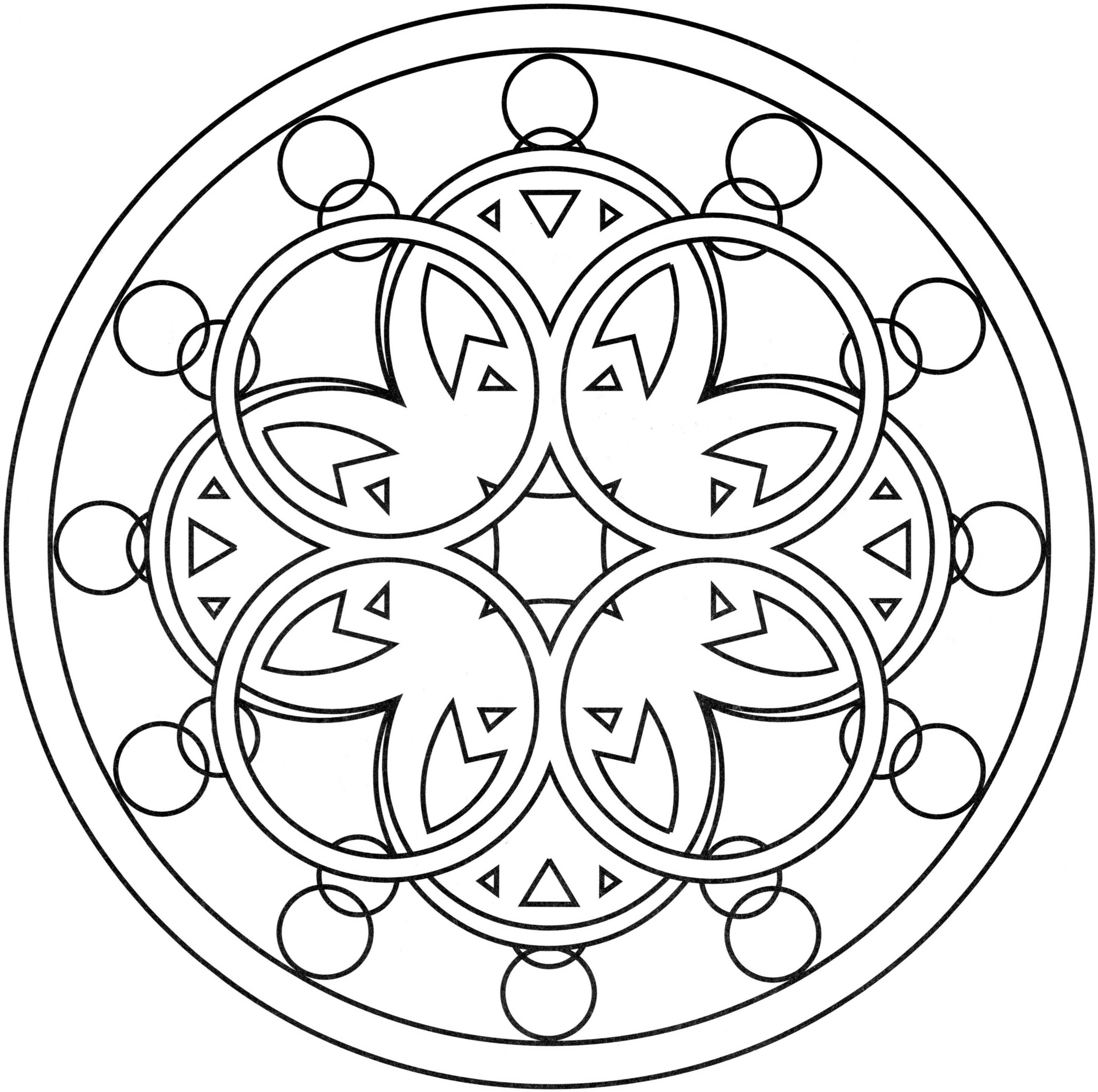

만다라의 ½은 점선, ¼은 빈 공간입니다.
1. 점선을 이어 그려보세요.
2. 빈 공간은 대칭을 생각해서 그려보세요.

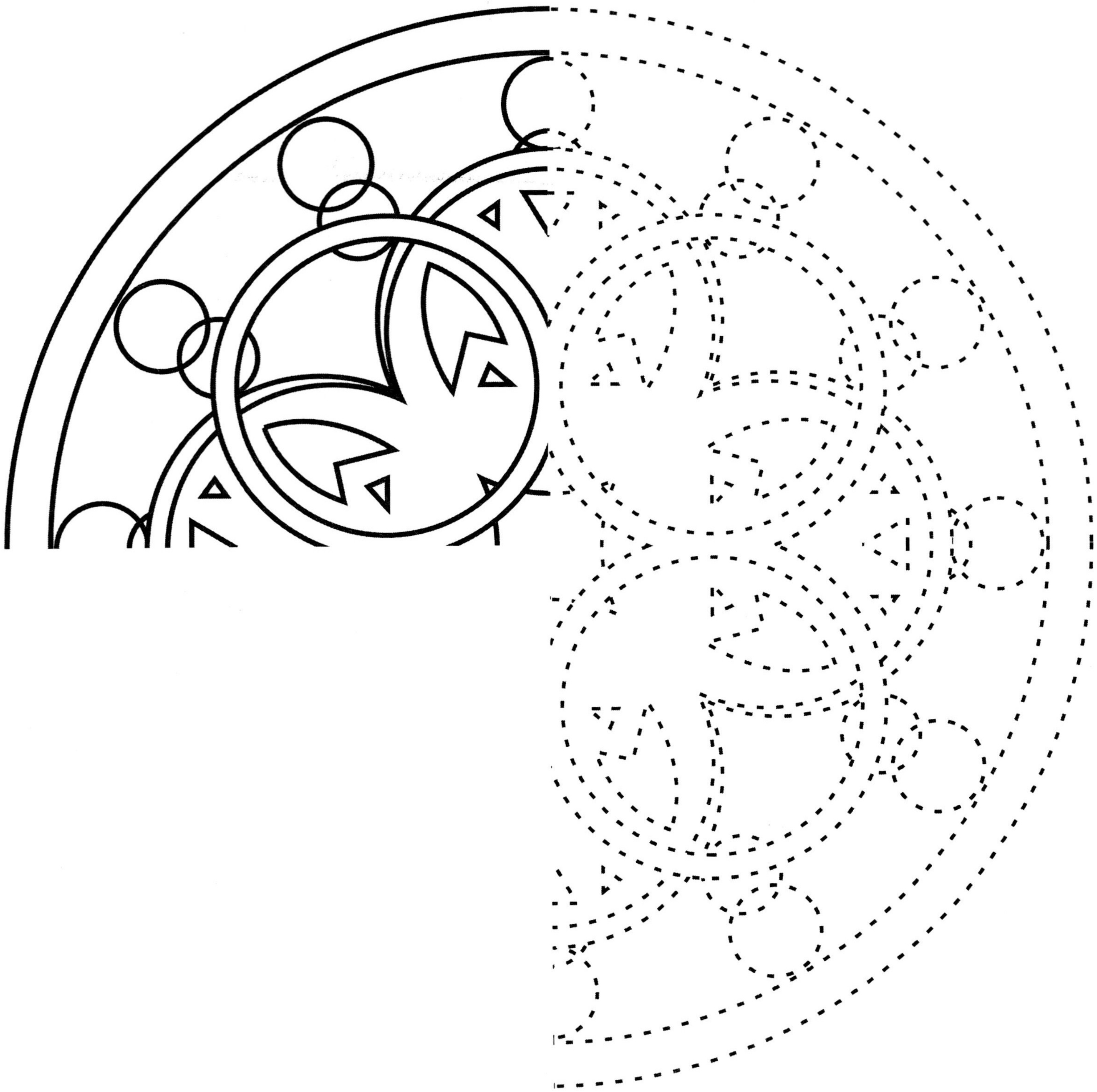

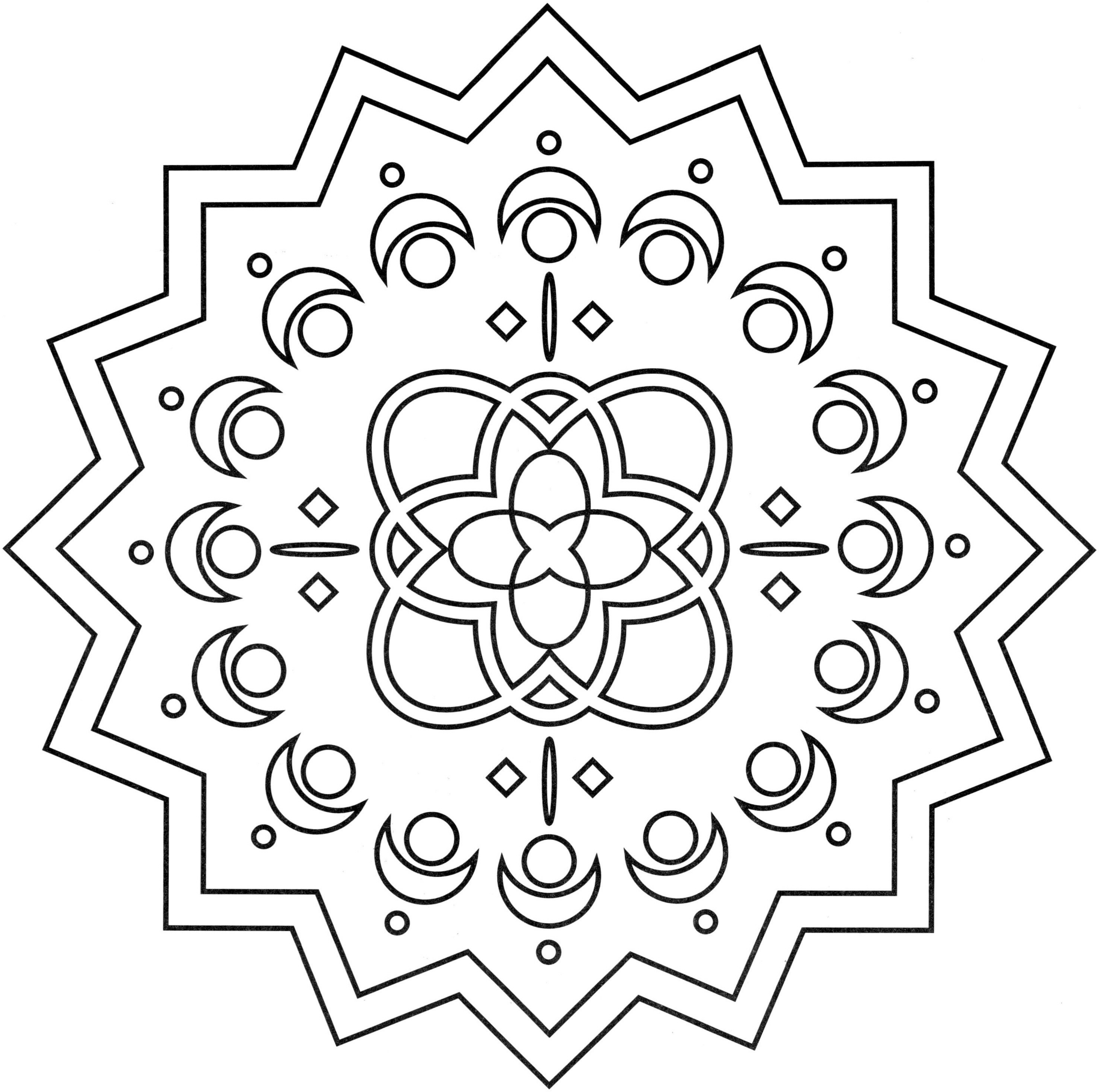

만다라의 점선과 빈 공간이 같이 있습니다.
1. 점선을 이어 그려보세요.
2. 빈 공간은 대칭을 생각해서 그려보세요.

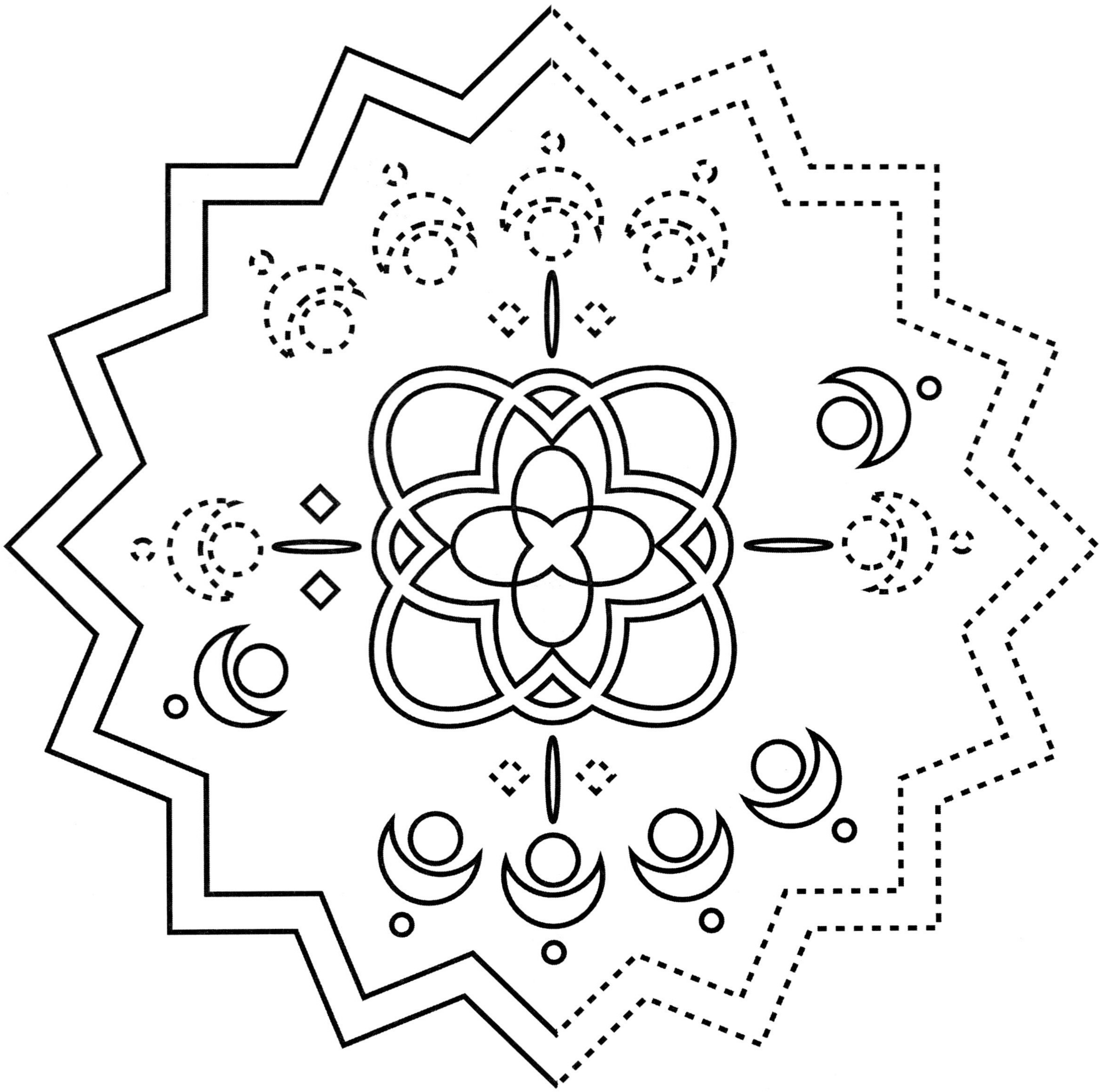

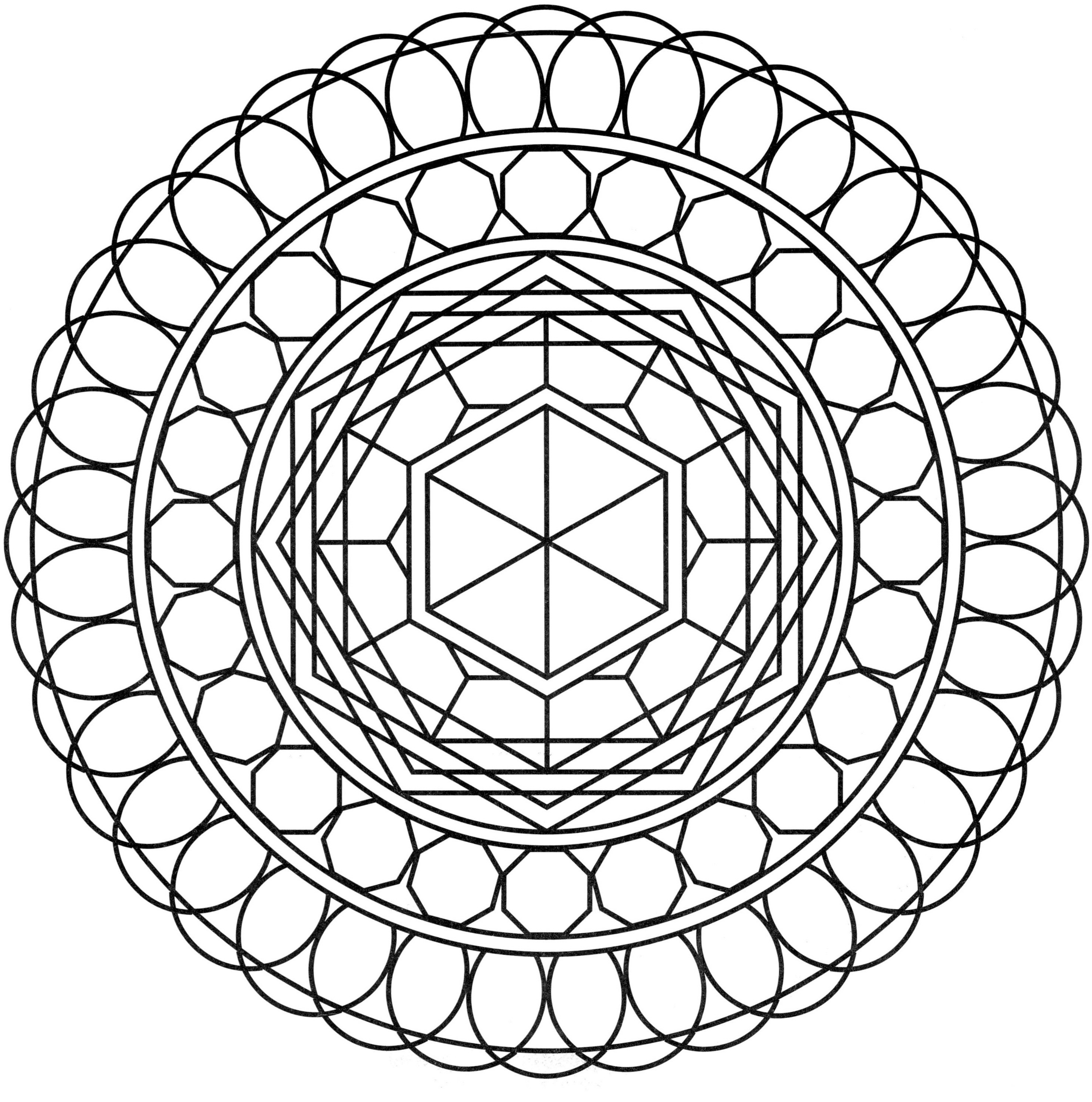

앞의 만다라의 ½은 점선으로 그려져 있습니다.
점선을 이어 그리시고, 빈 공간에는 그리고 싶은 것을 대칭이 되게 그려보세요.

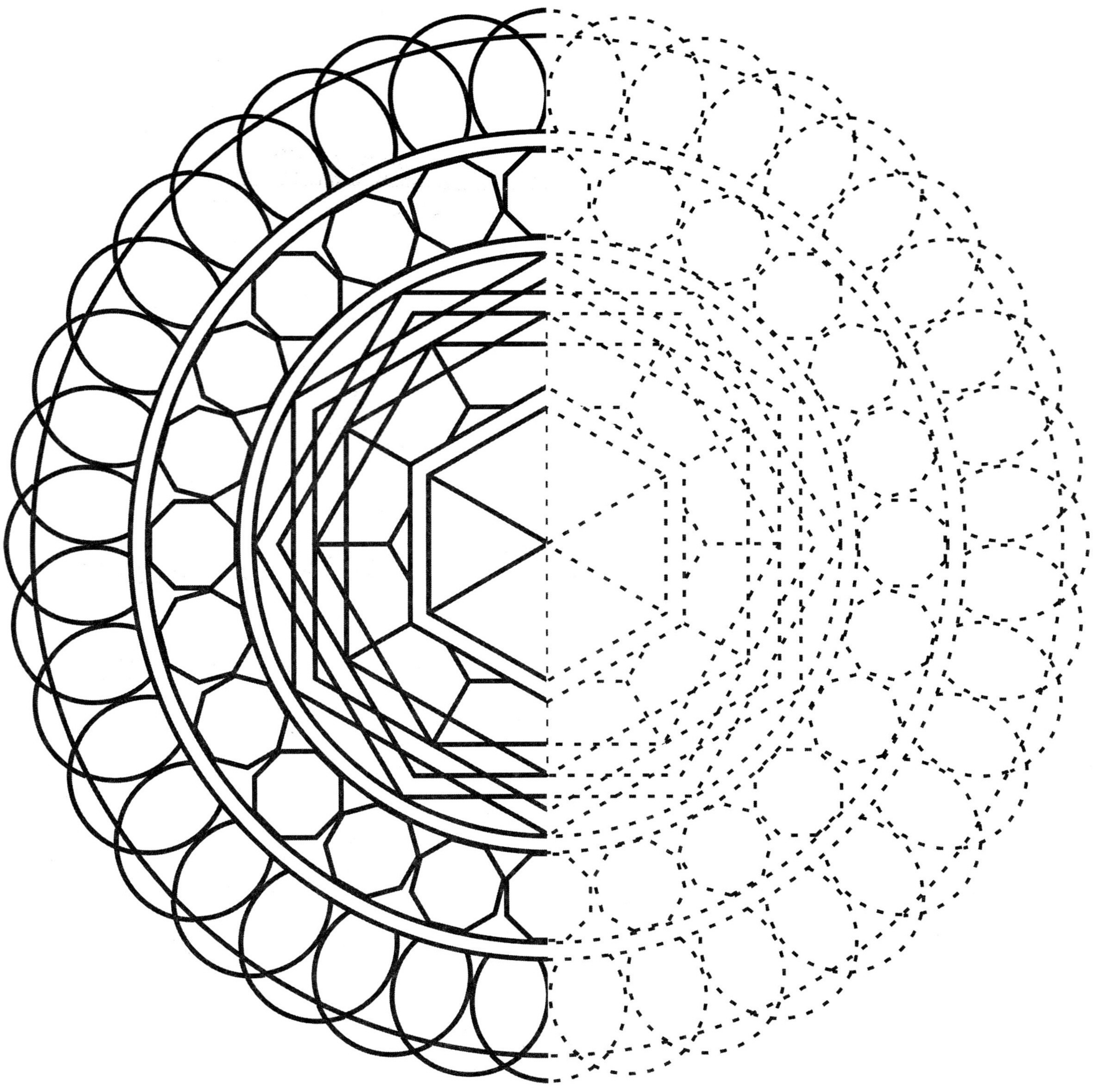

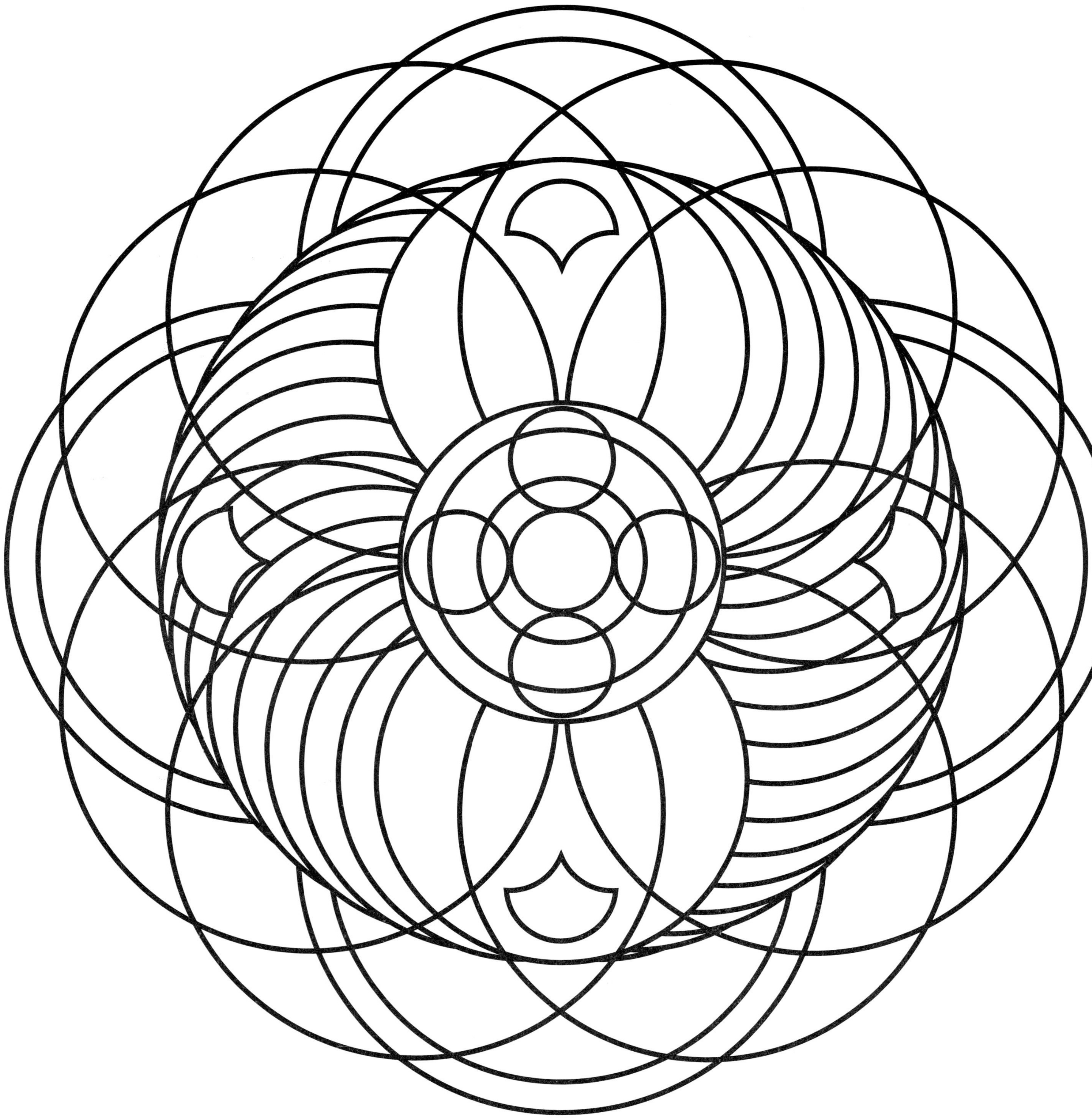

앞의 만다라 일부의 ¼만 그려져 있습니다.
상하좌우 대칭을 생각하여 만다라를 완성해보세요.

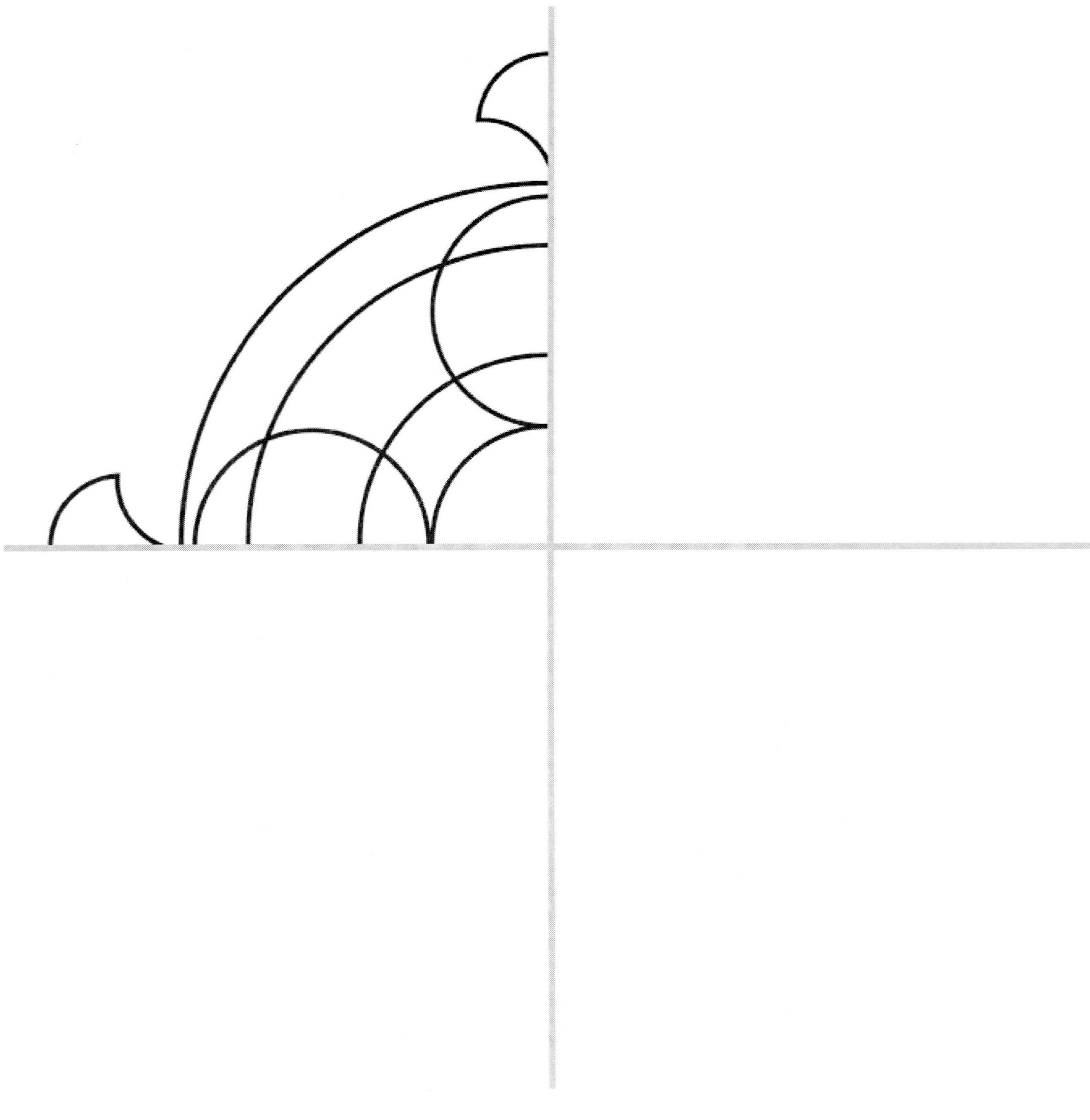

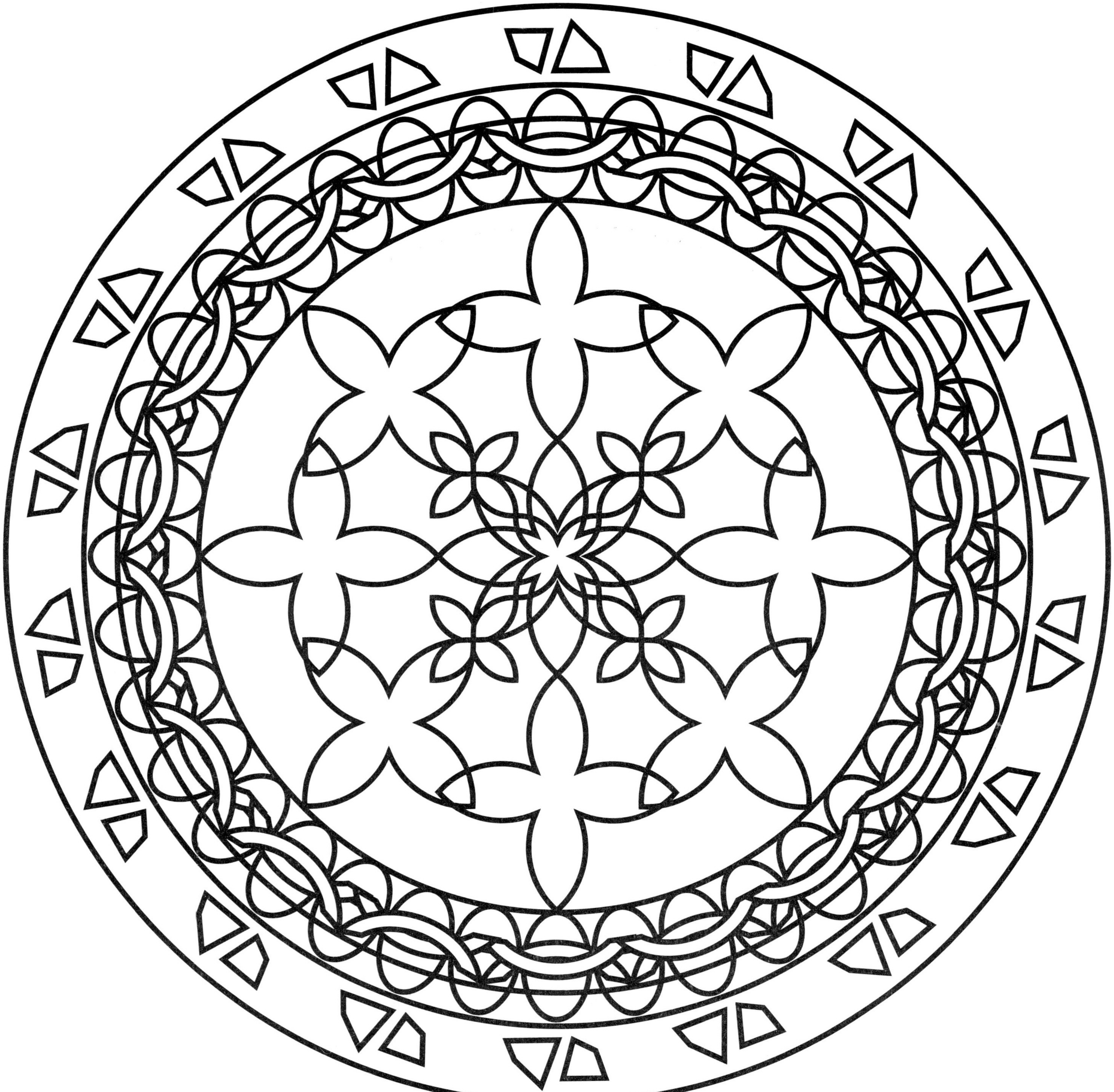

앞의 만다라를 그려보세요.
1. 만다라를 보고 기억나는 대로 그려보세요.
2. 그리고 싶은 것을 추가하여 그려보세요.

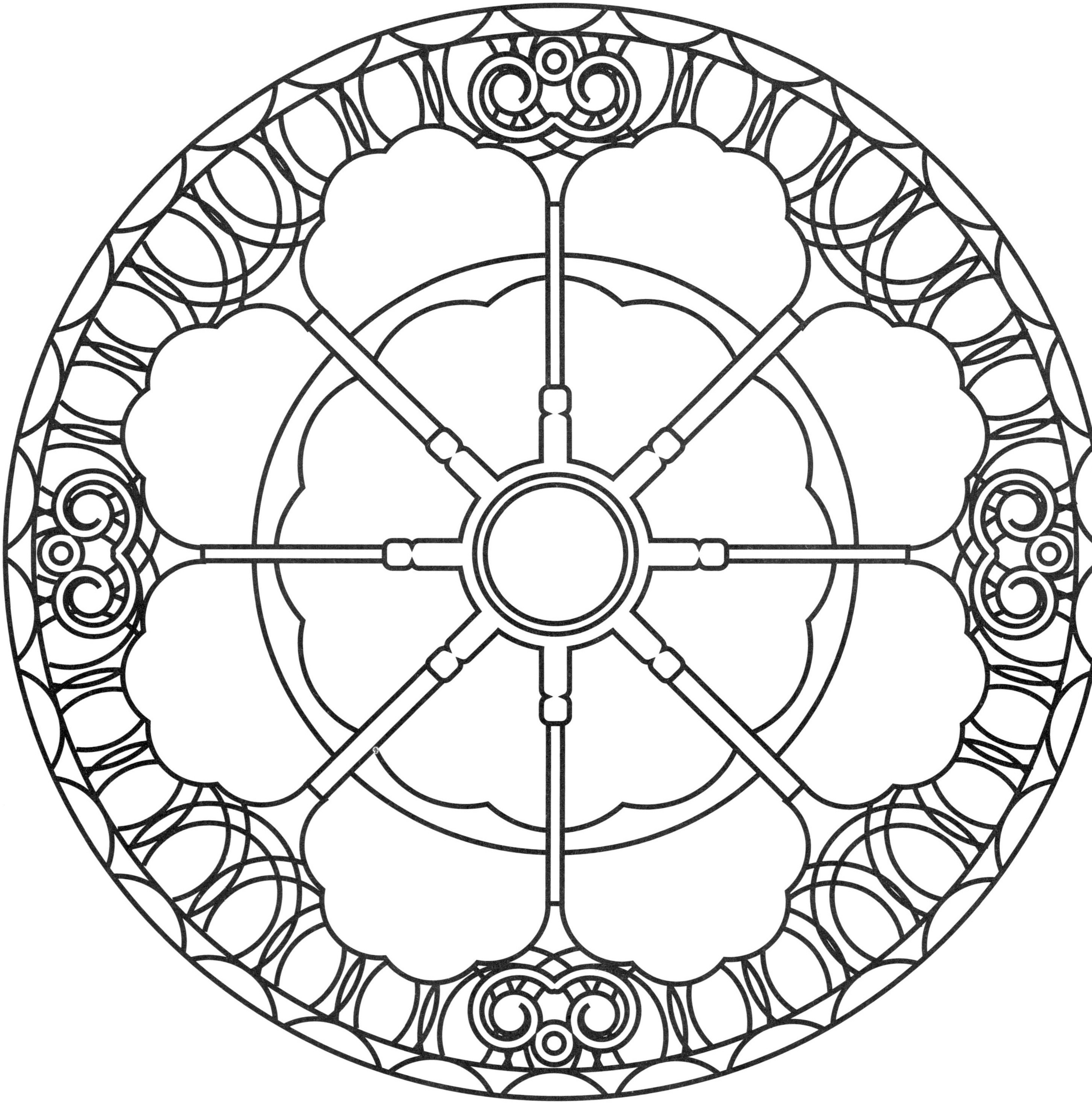

만다라의 점선과 빈 공간이 같이 있습니다.
1. 점선을 이어 그려보세요.
2. 빈 공간은 대칭을 생각해서 그려보세요.

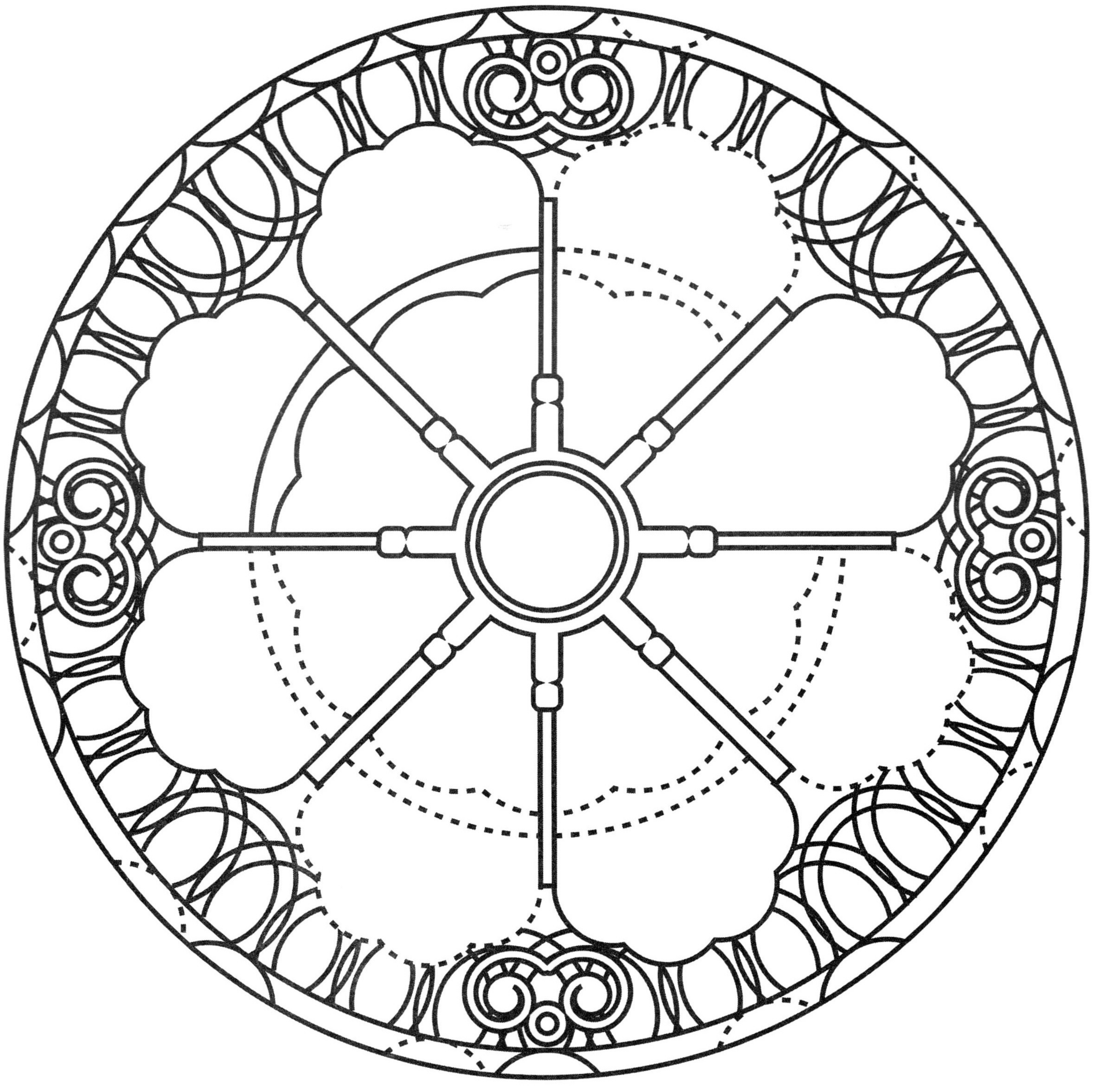

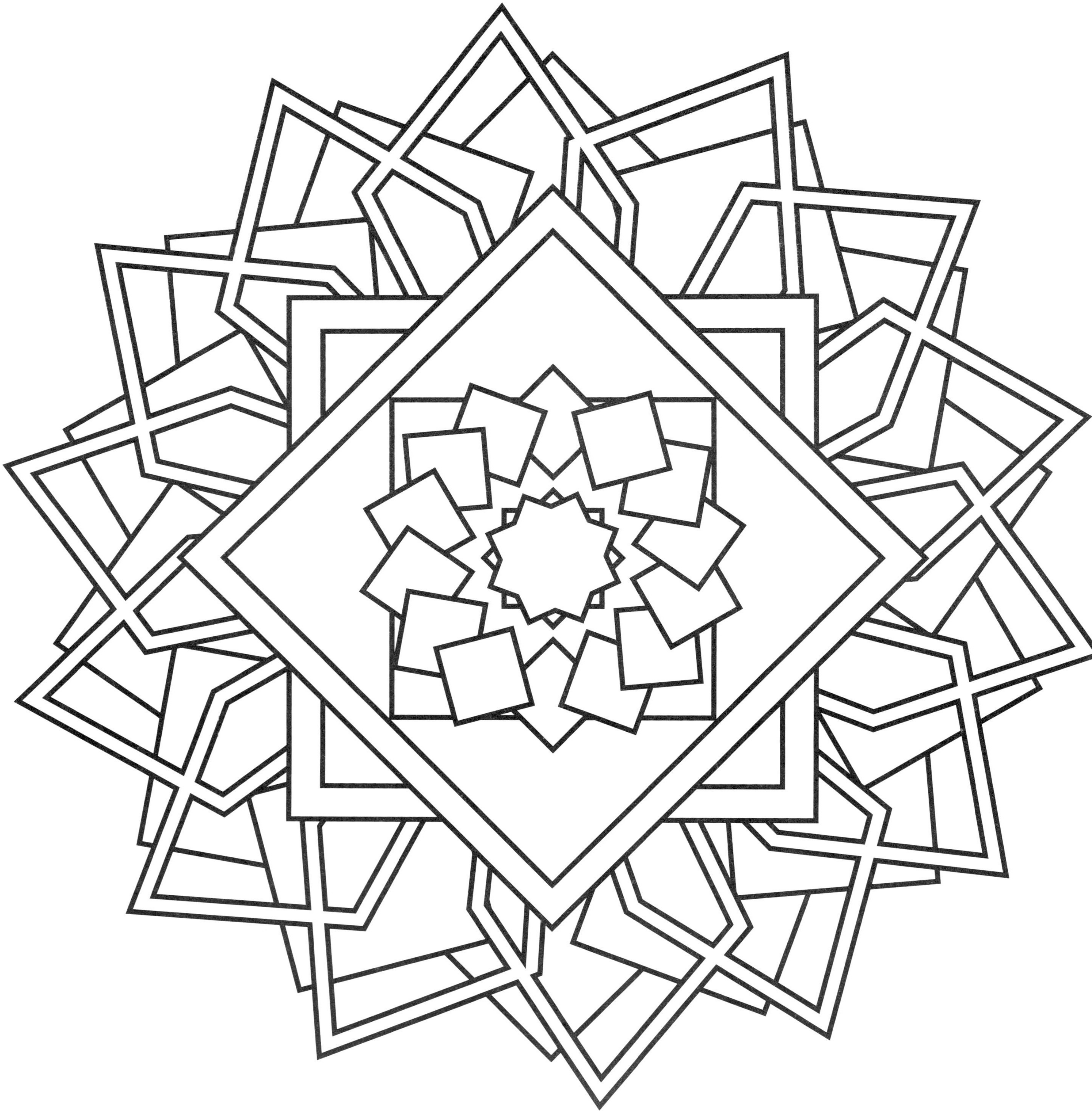

앞의 만다라를 그려보세요.
1. 만다라를 보고 기억나는 대로 그려보세요.
2. 그리고 싶은 것을 추가하여 그려보세요.

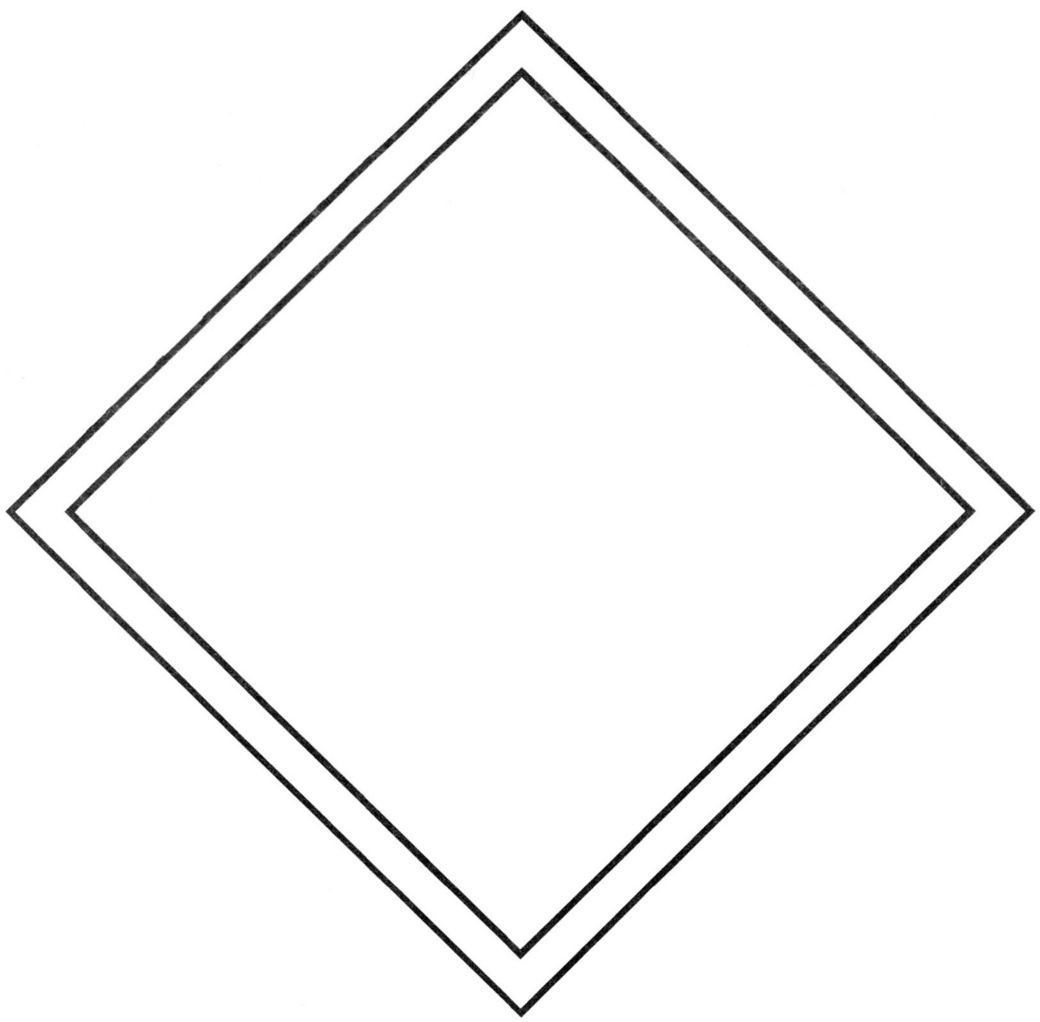

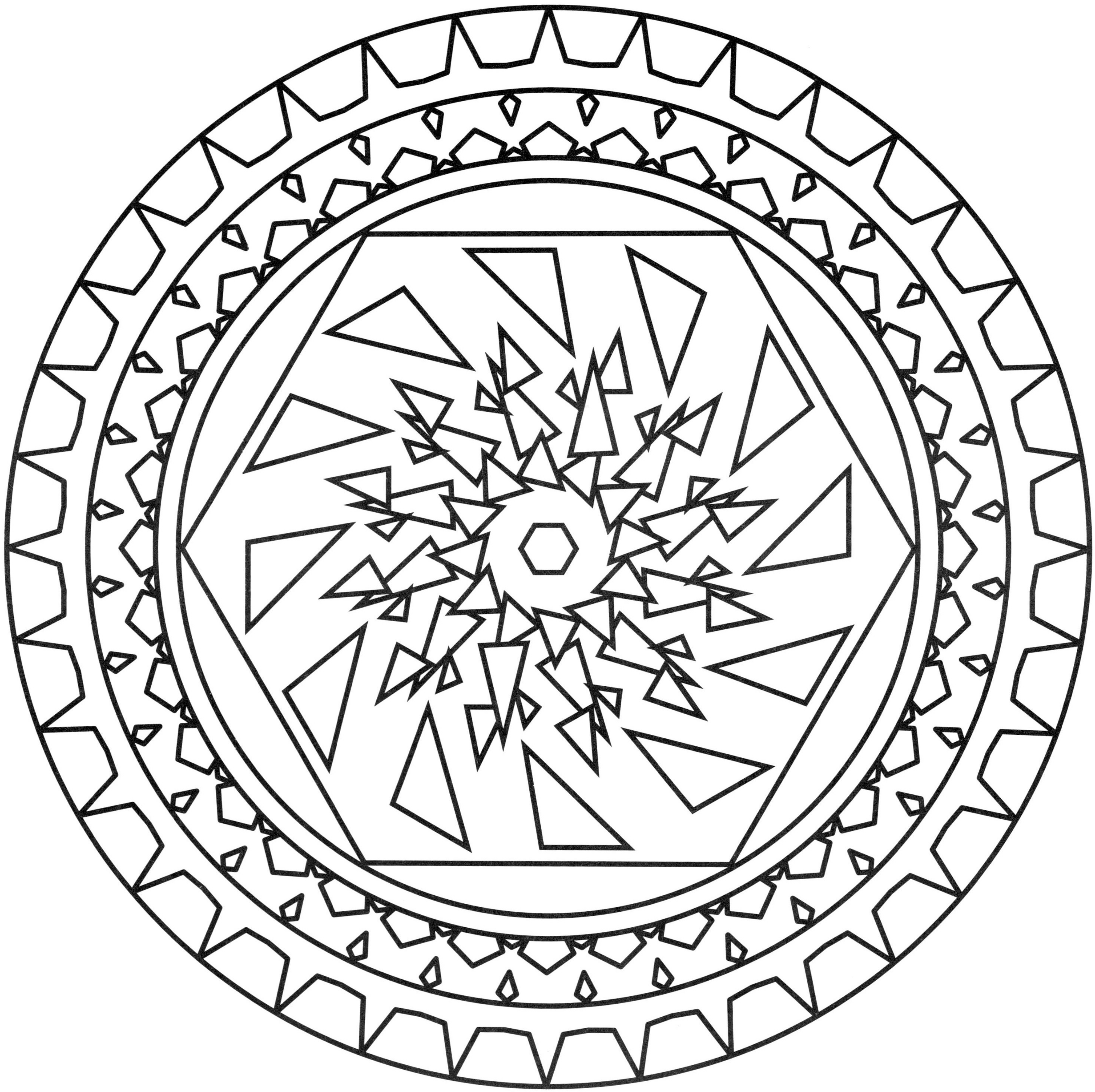

앞의 만다라를 그려보세요.
1. 만다라를 보고 기억나는 대로 그려보세요.
2. 그리고 싶은 것을 추가하여 그려보세요.

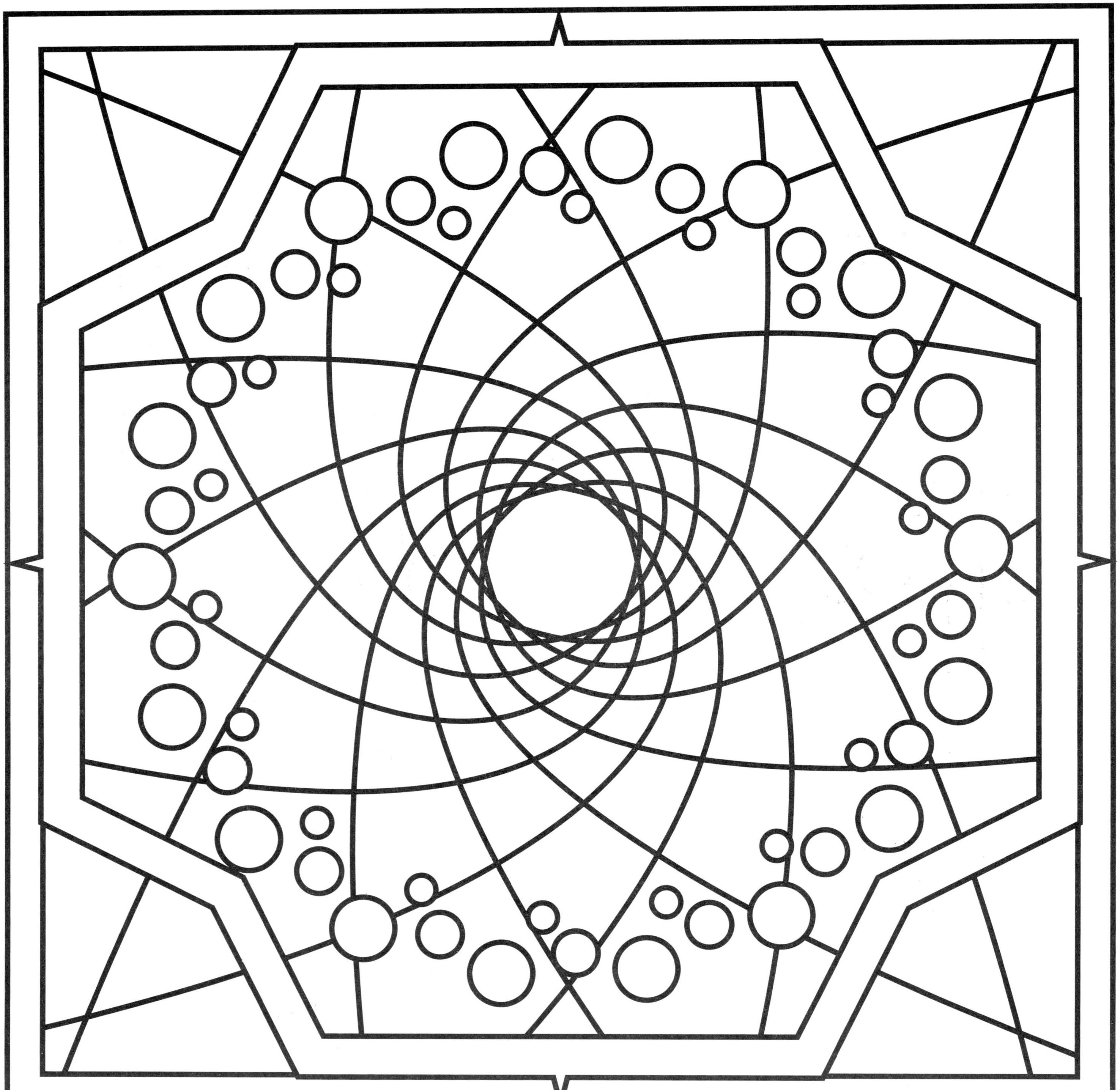

만다라의 점선과 빈 공간이 같이 있습니다.
1. 점선을 이어 그려보세요.
2. 빈 공간은 대칭을 생각해서 그려보세요.

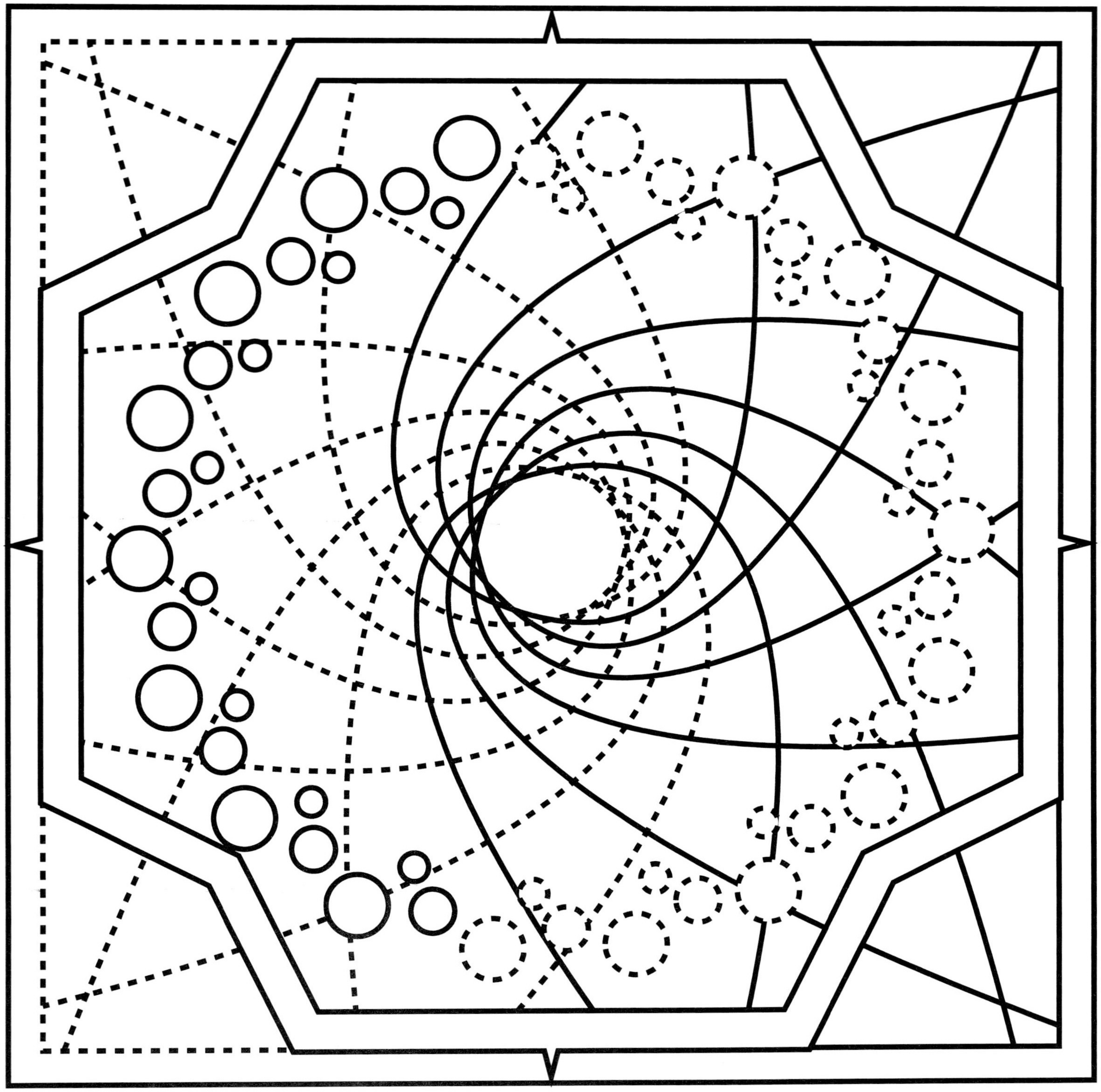

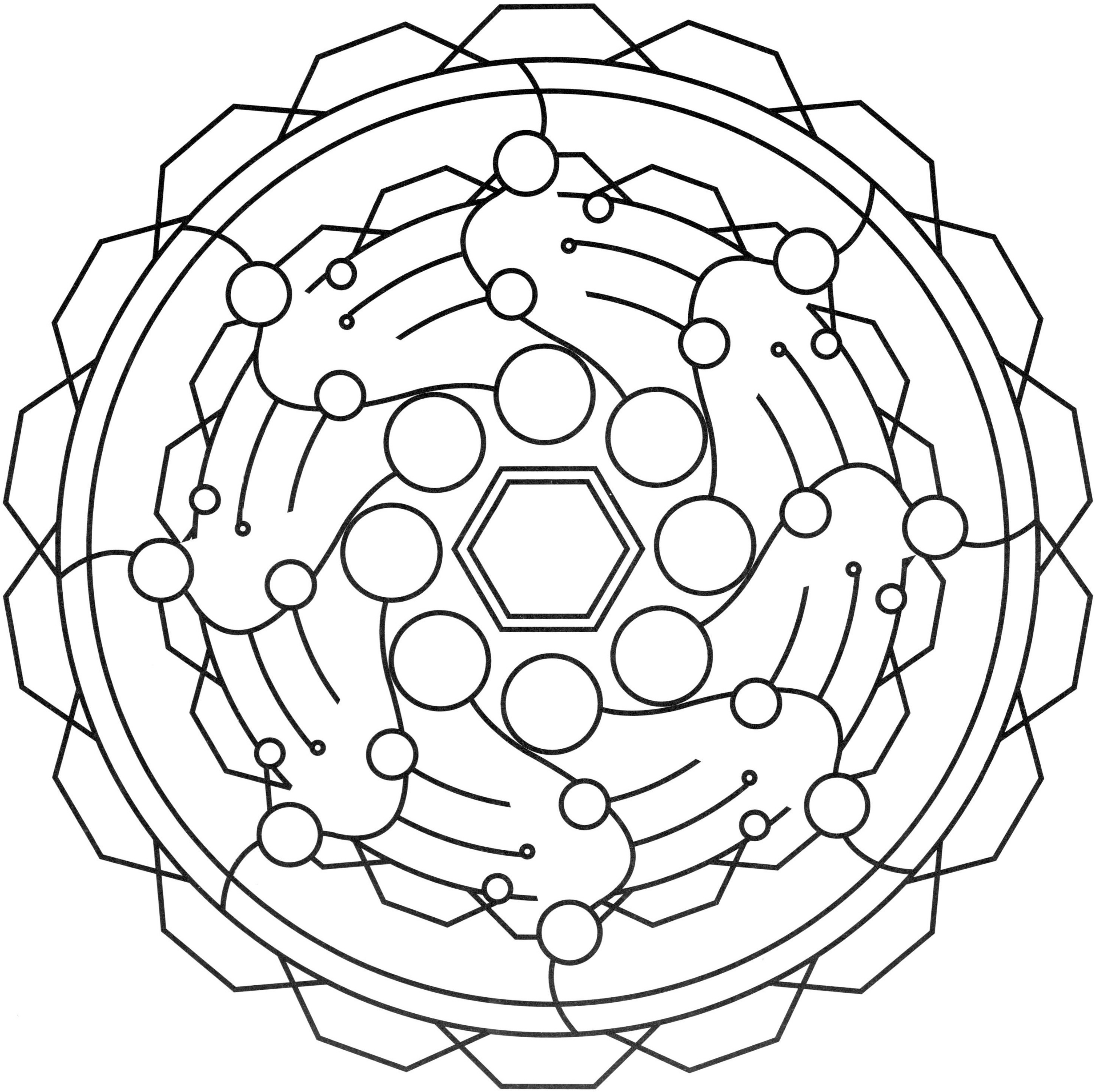

앞의 만다라를 그려보세요.

1. 만다라를 보고 기억나는 대로 그려보세요.
2. 그리고 싶은 것을 추가하여 그려보세요.

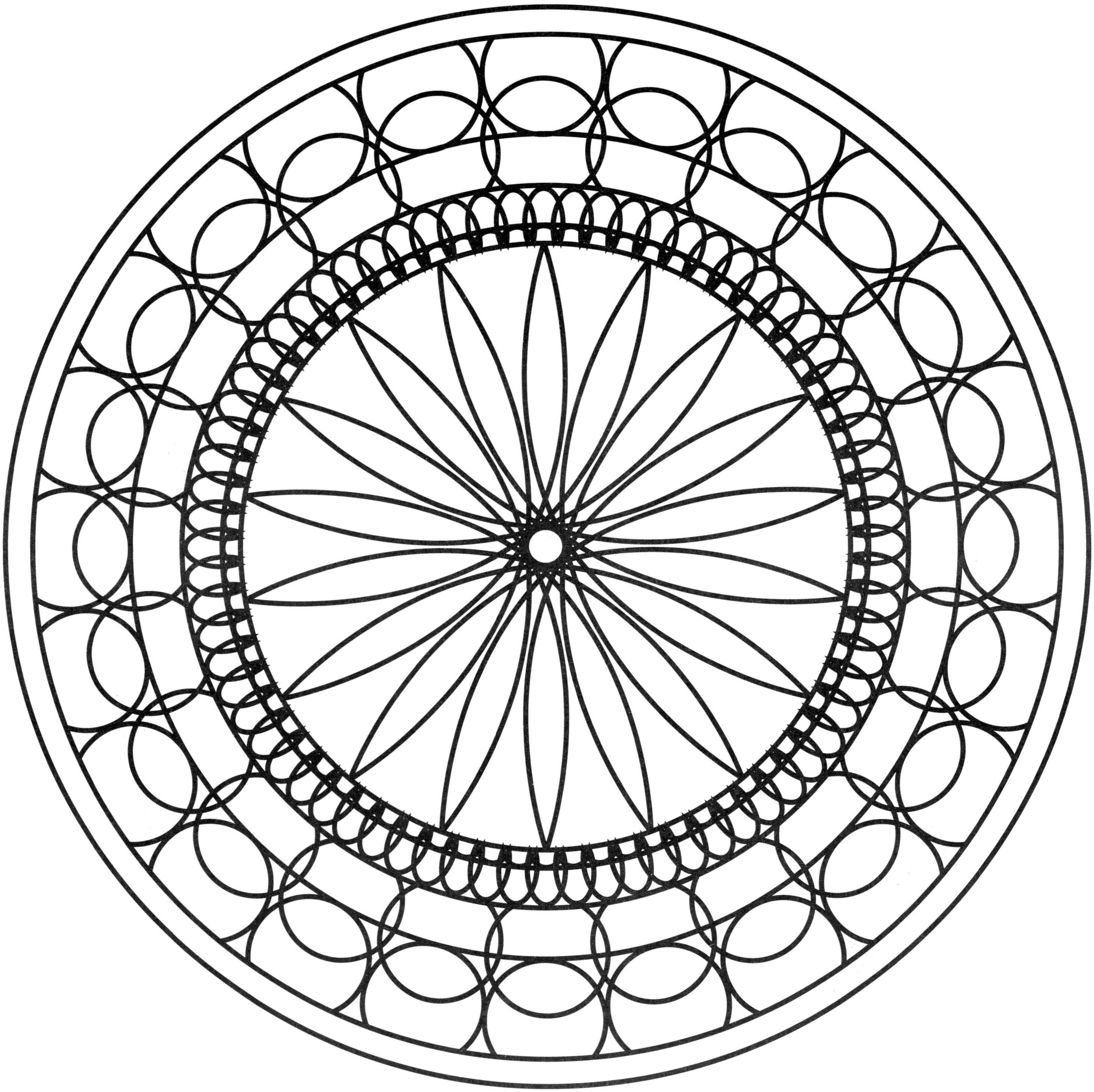

앞의 만다라를 그려보세요.

1. 만다라를 보고 기억나는 대로 그려보세요.
2. 그리고 싶은 것을 추가하여 그려보세요.

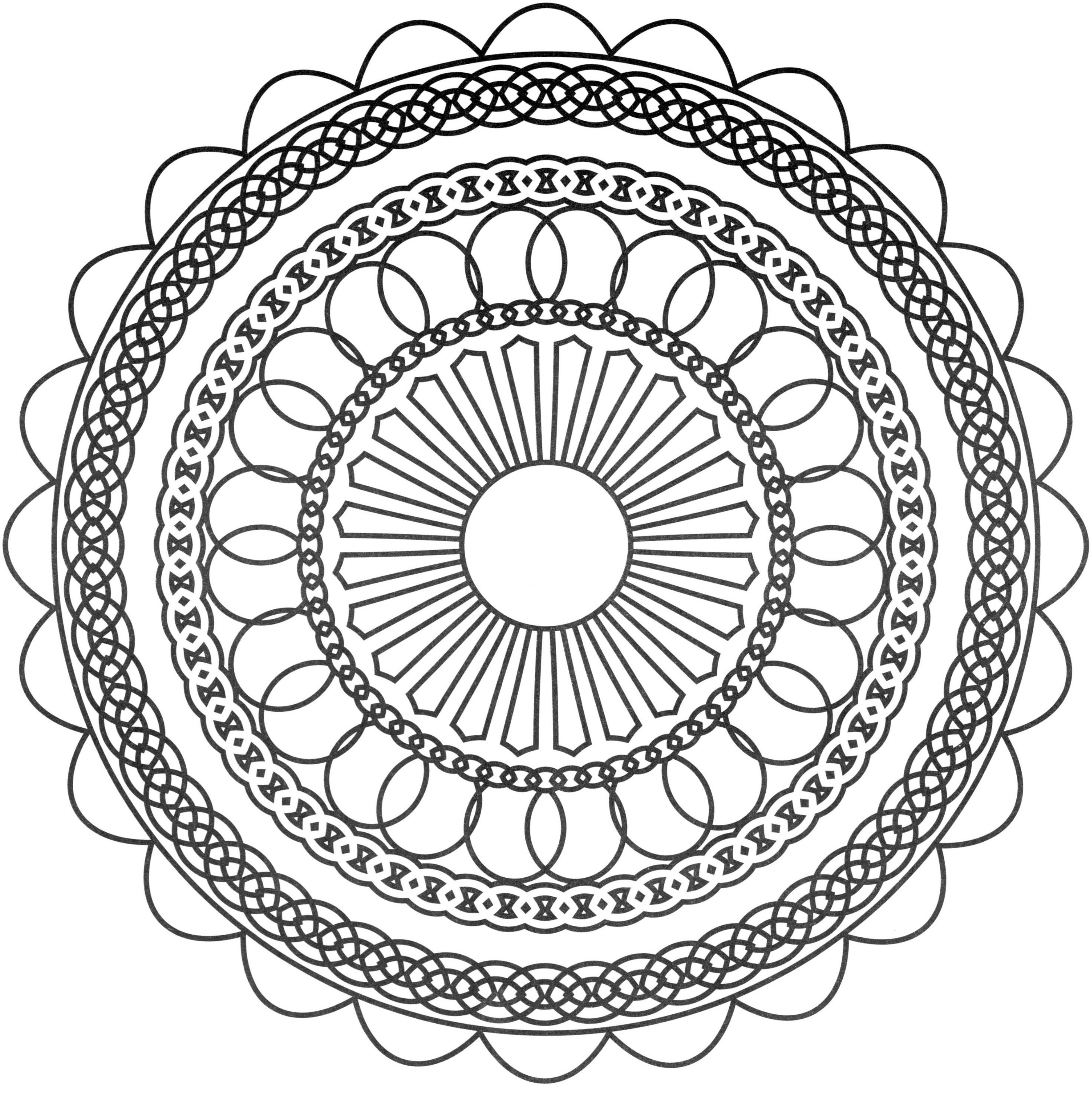

앞의 만다라를 그려보세요.

1. 만다라를 보고 기억나는 대로 그려보세요.
2. 그리고 싶은 것을 추가하여 그려보세요.

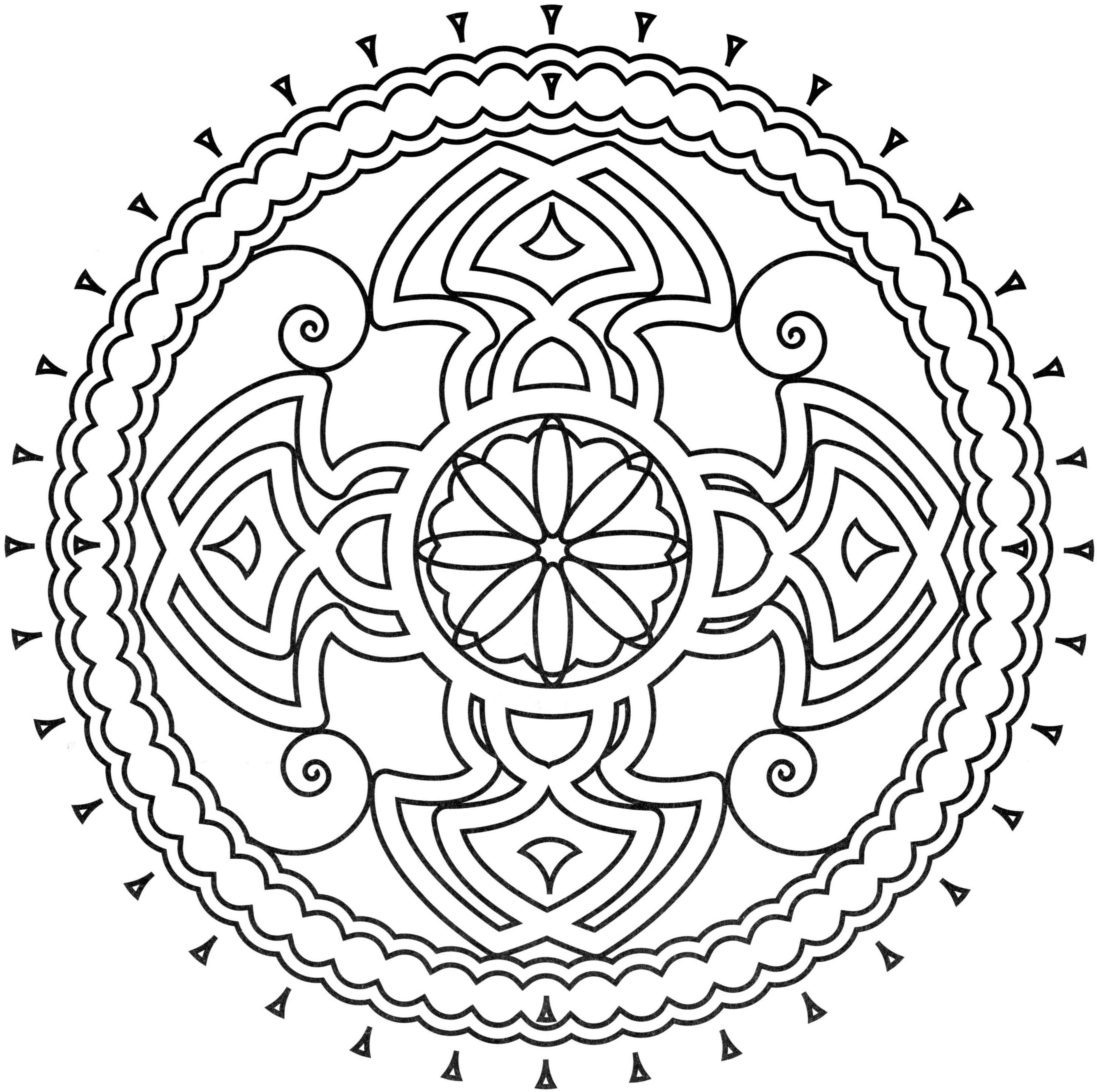

앞의 만다라를 그려보세요.
1. 만다라를 보고 기억나는 대로 그려보세요.
2. 그리고 싶은 것을 추가하여 그려보세요.

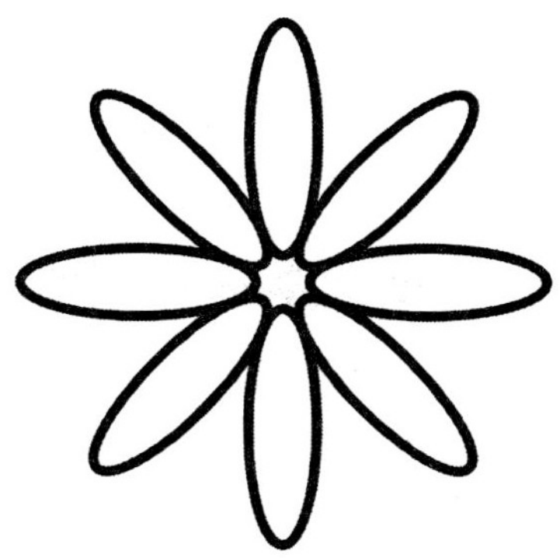

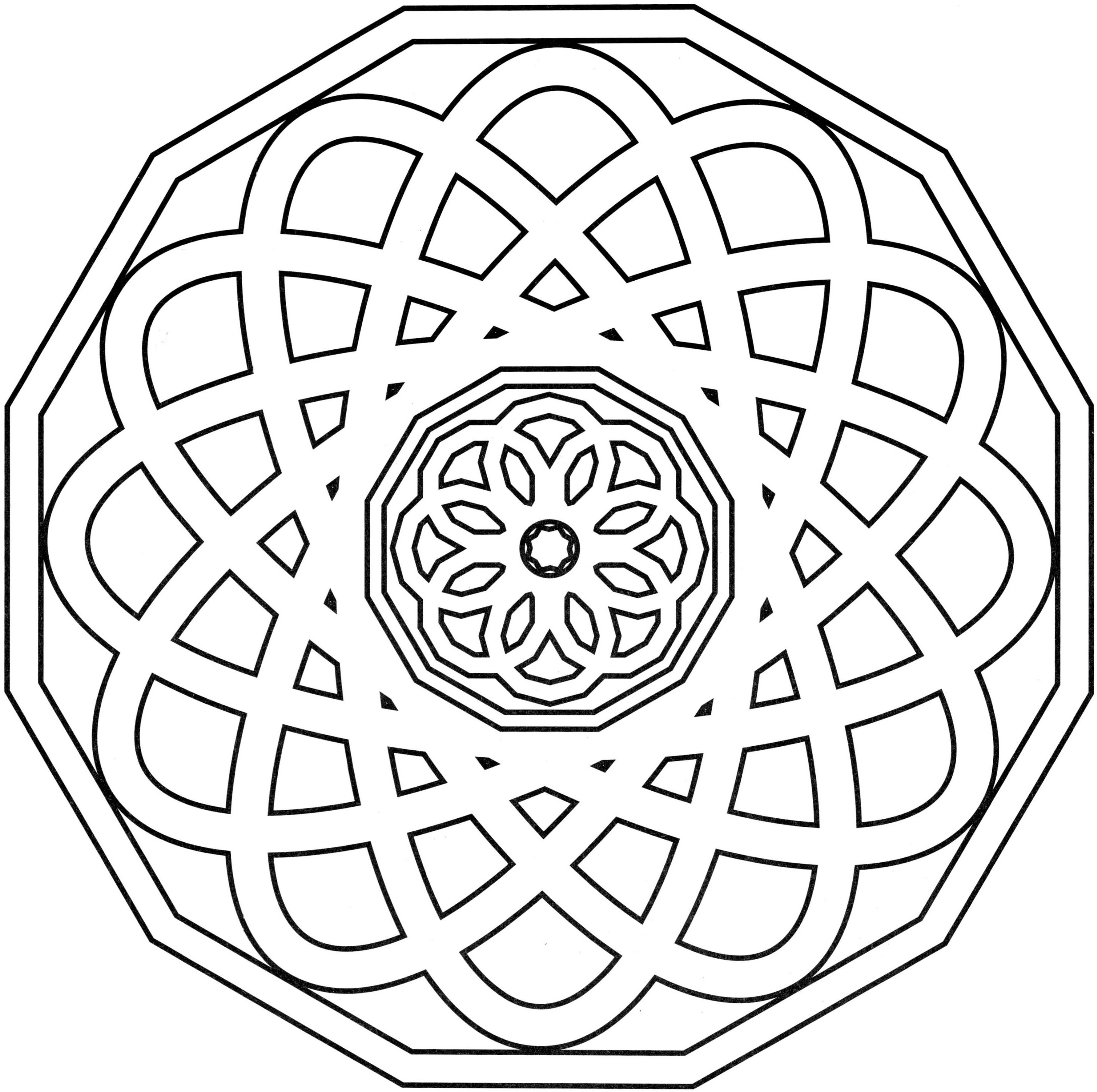

앞의 만다라를 생각해보세요.
1. 점선을 이어 그려보세요.
2. 빈 공간에는 그리고 싶은 것을 대칭이 되게 그려보세요.

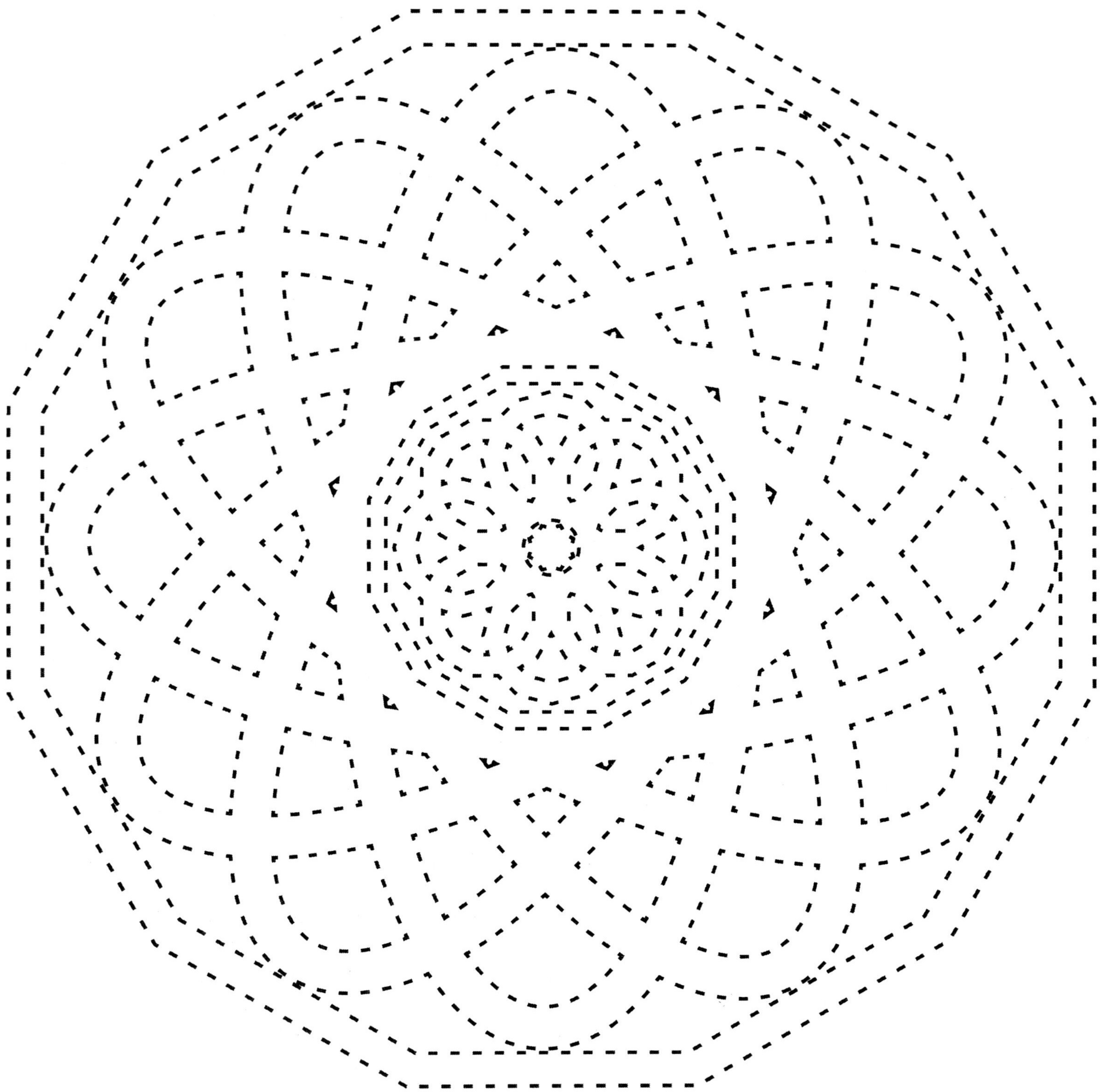

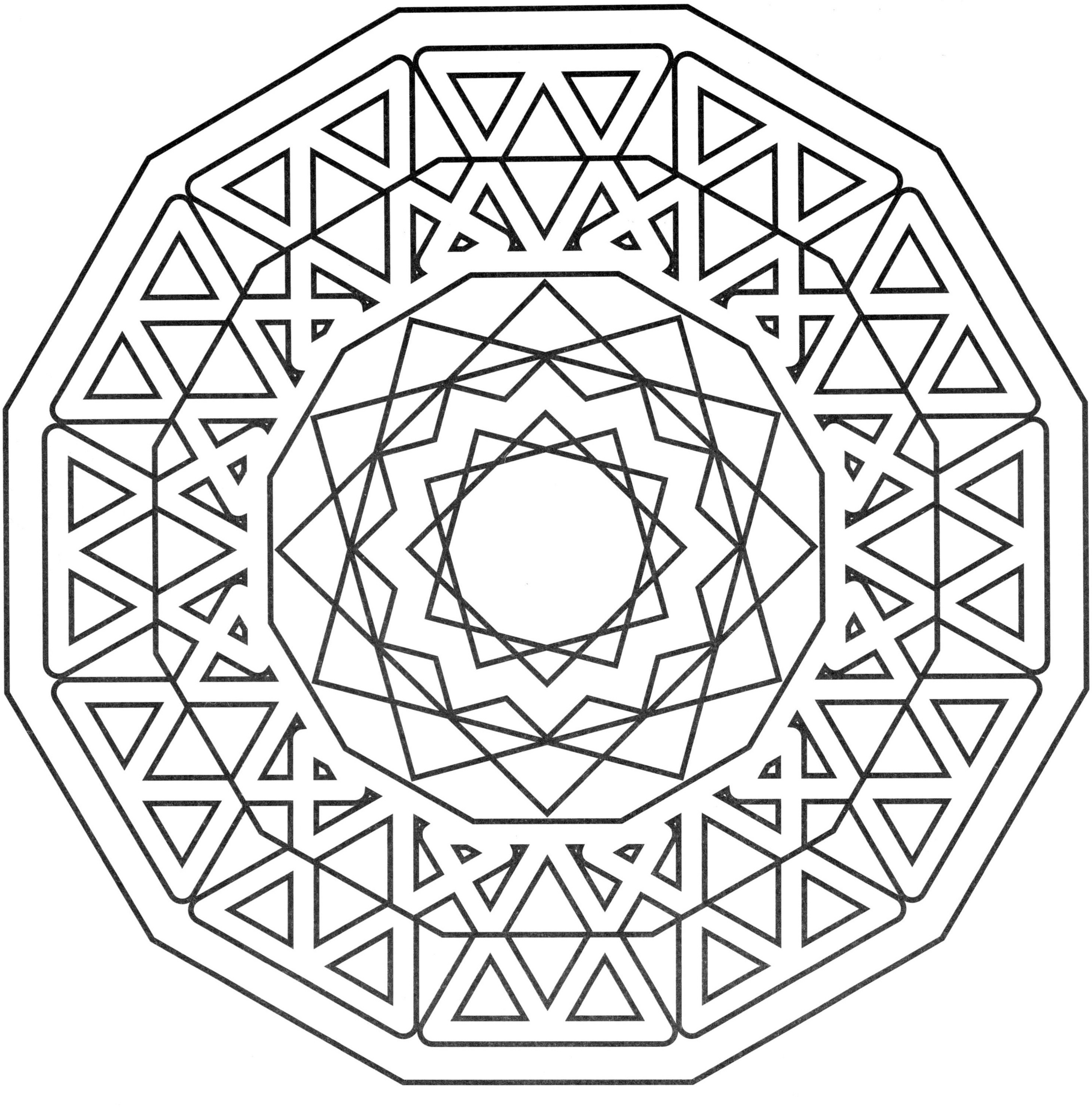

앞의 만다라를 그려보세요.

1. 만다라를 보고 기억나는 대로 그려보세요.
2. 그리고 싶은 것을 추가하여 그려보세요.

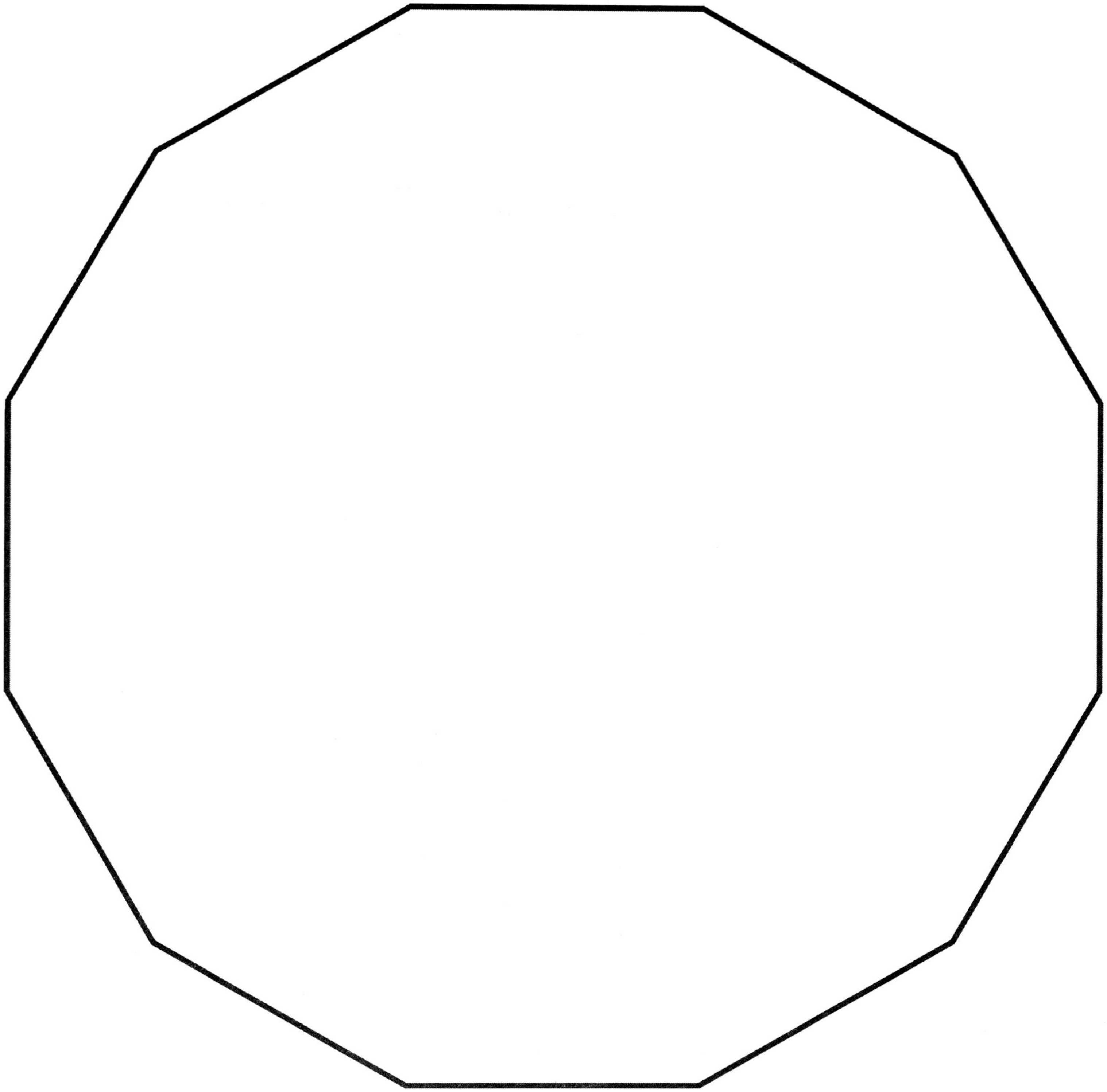

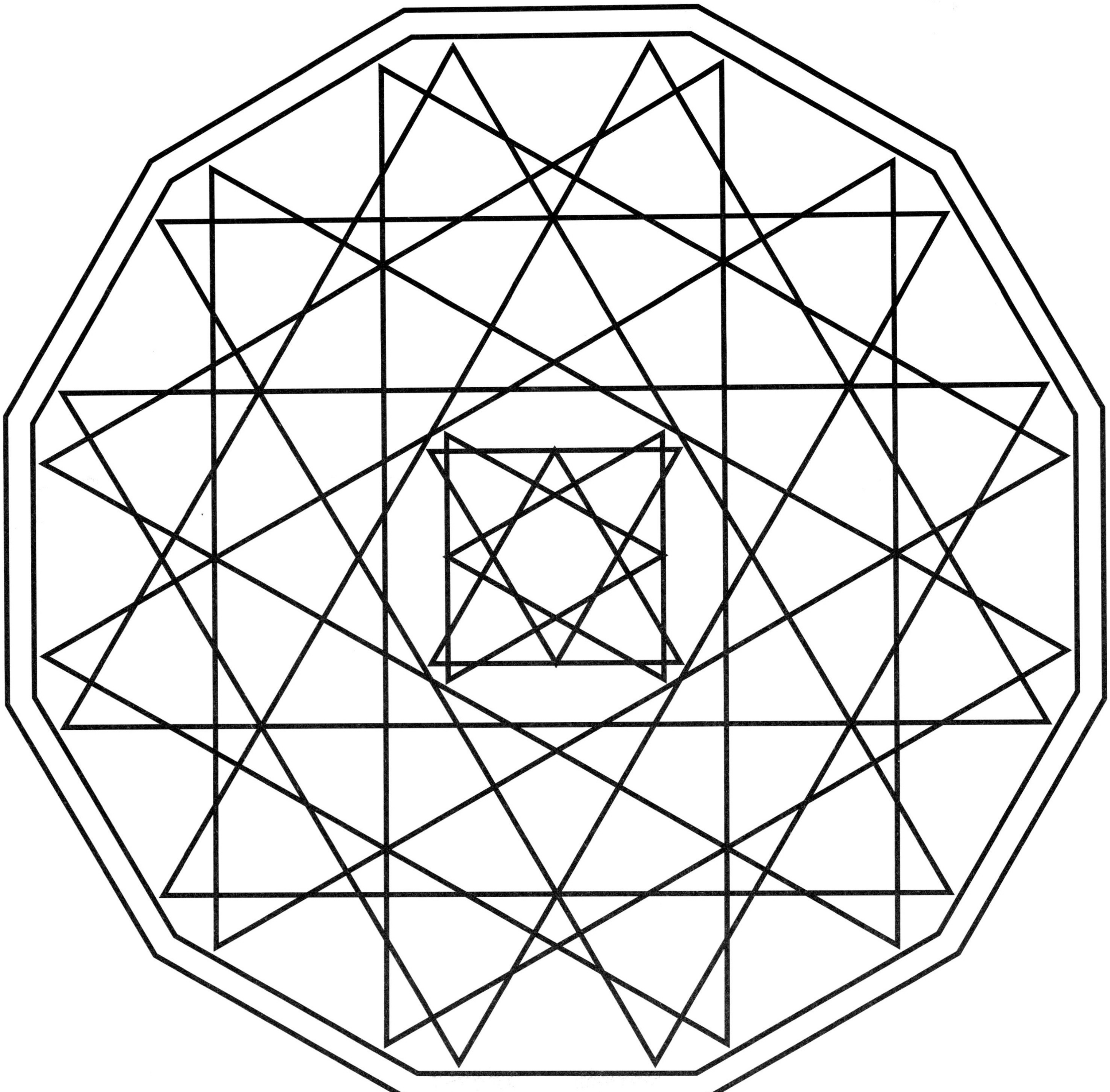

앞의 만다라 일부의 ¼만 그려져 있습니다.
상하좌우 대칭을 생각하여 만다라를 완성해보세요.

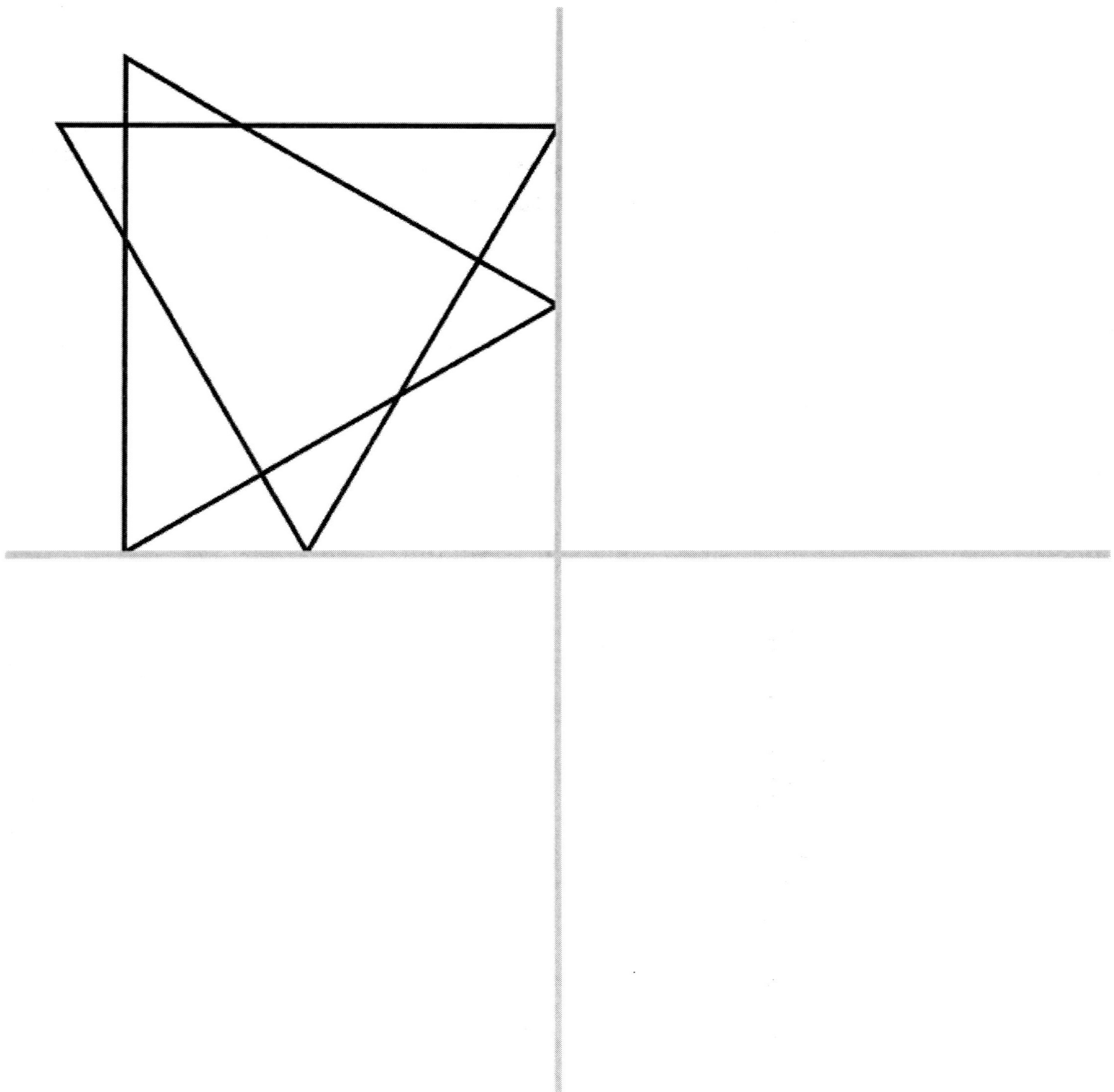

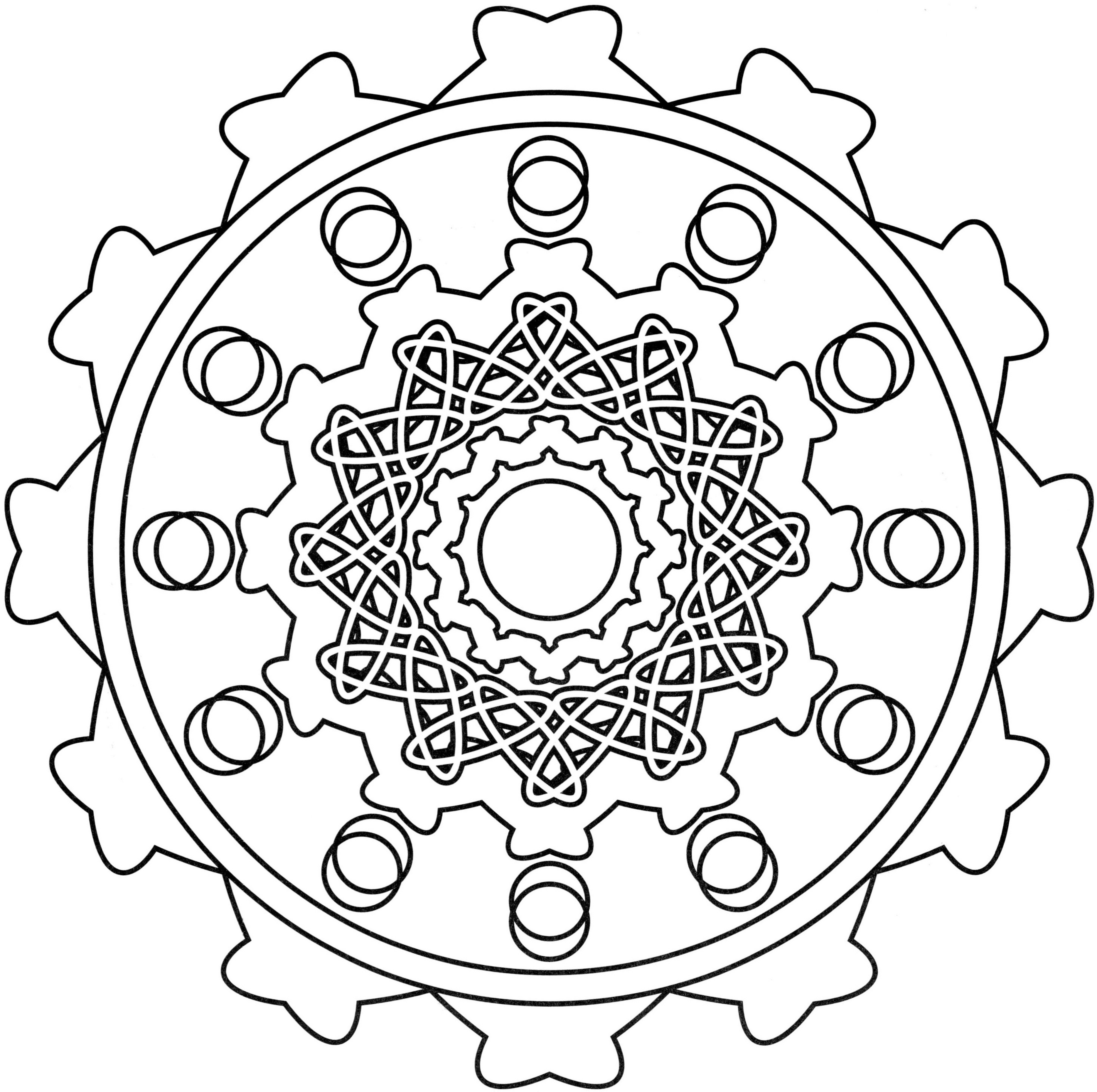

앞의 만다라를 그려보세요.
1. 만다라를 보고 기억나는 대로 그려보세요.
2. 그리고 싶은 것을 추가하여 그려보세요.

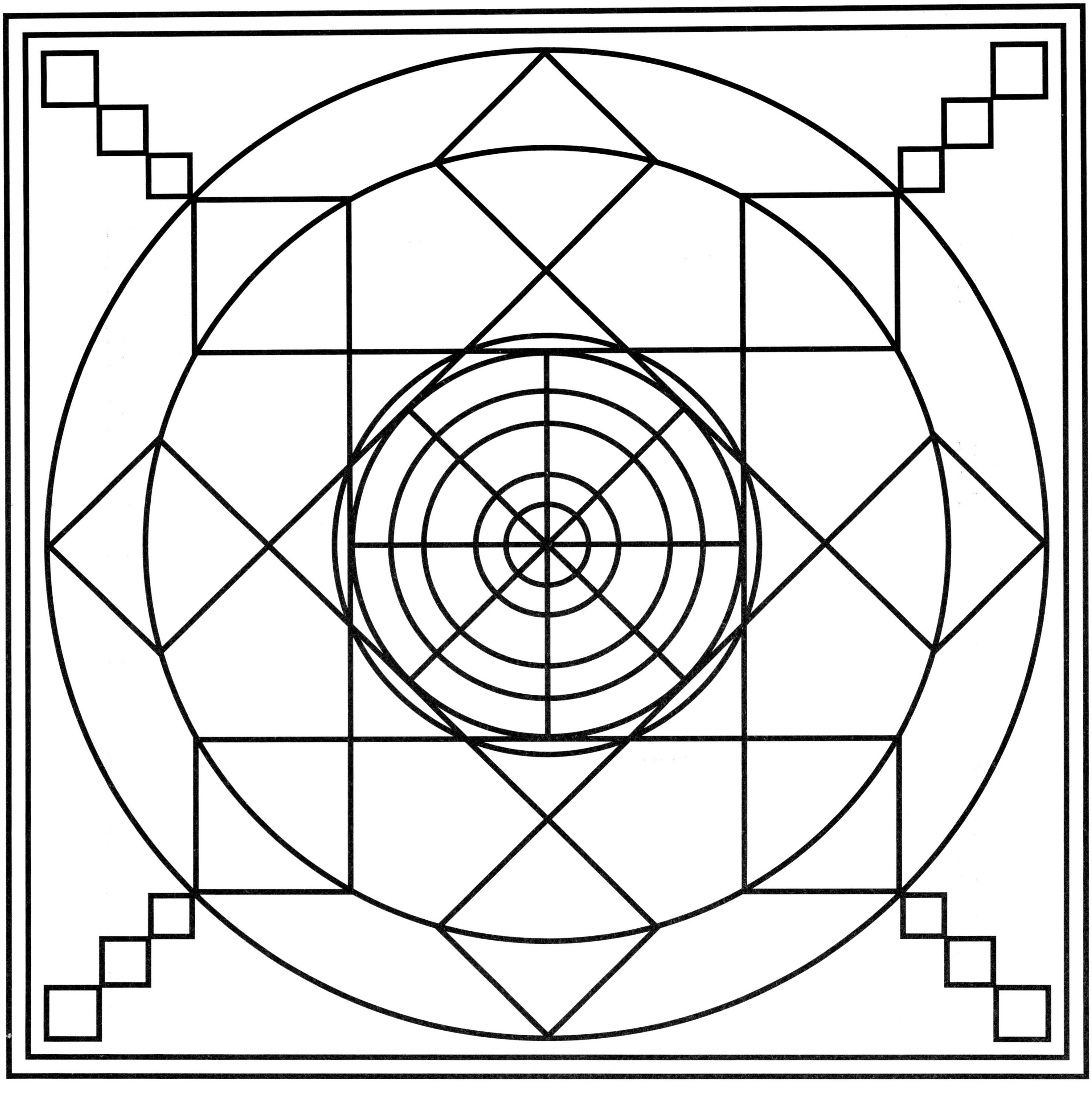

앞의 만다라를 그려보세요.

1. 만다라를 보고 기억나는 대로 그려보세요.
2. 그리고 싶은 것을 추가하여 그려보세요.

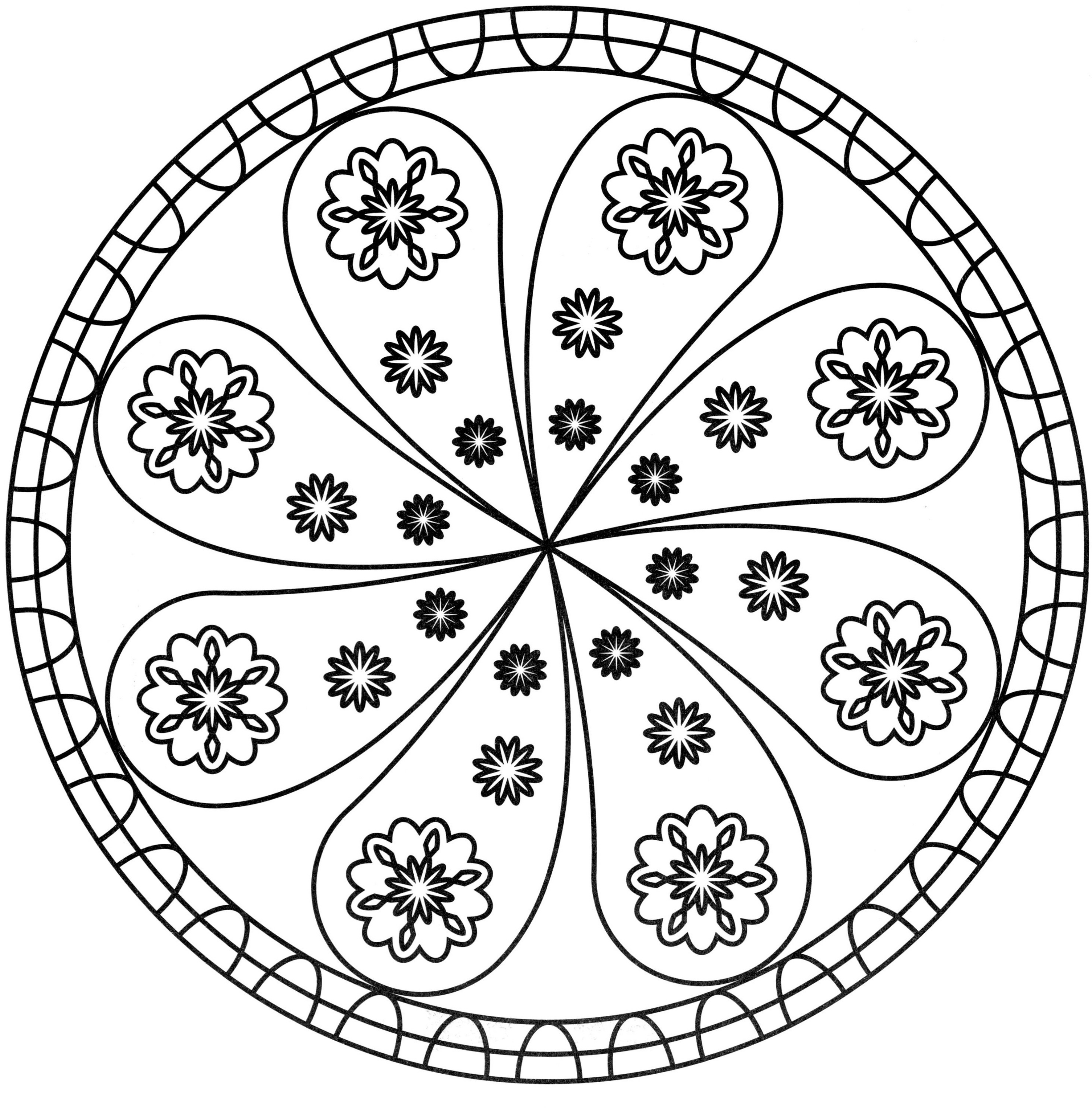

만다라의 점선과 빈 공간이 같이 있습니다.
1. 점선을 이어 그려보세요.
2. 빈 공간은 대칭을 생각해서 그려보세요.

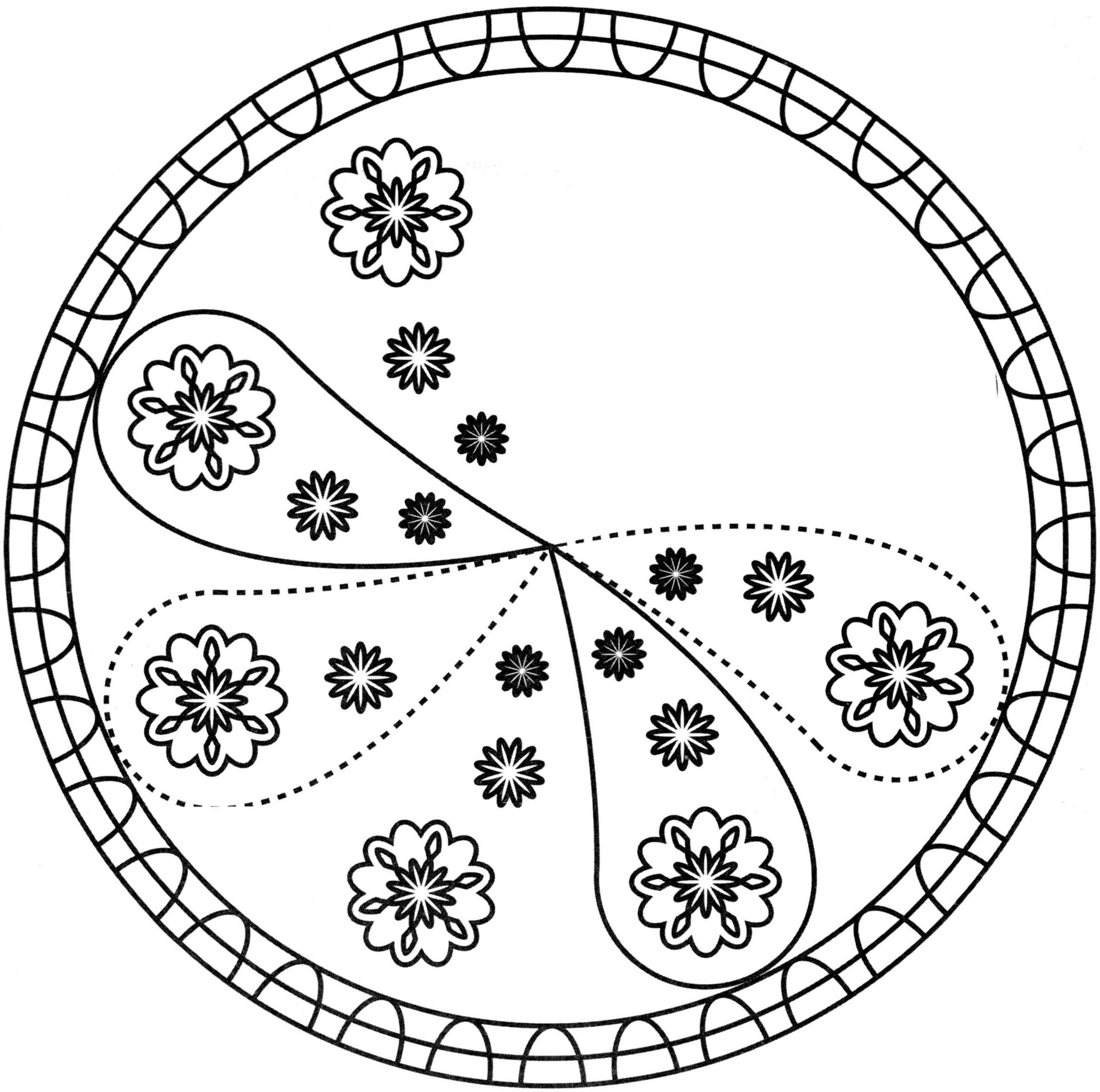

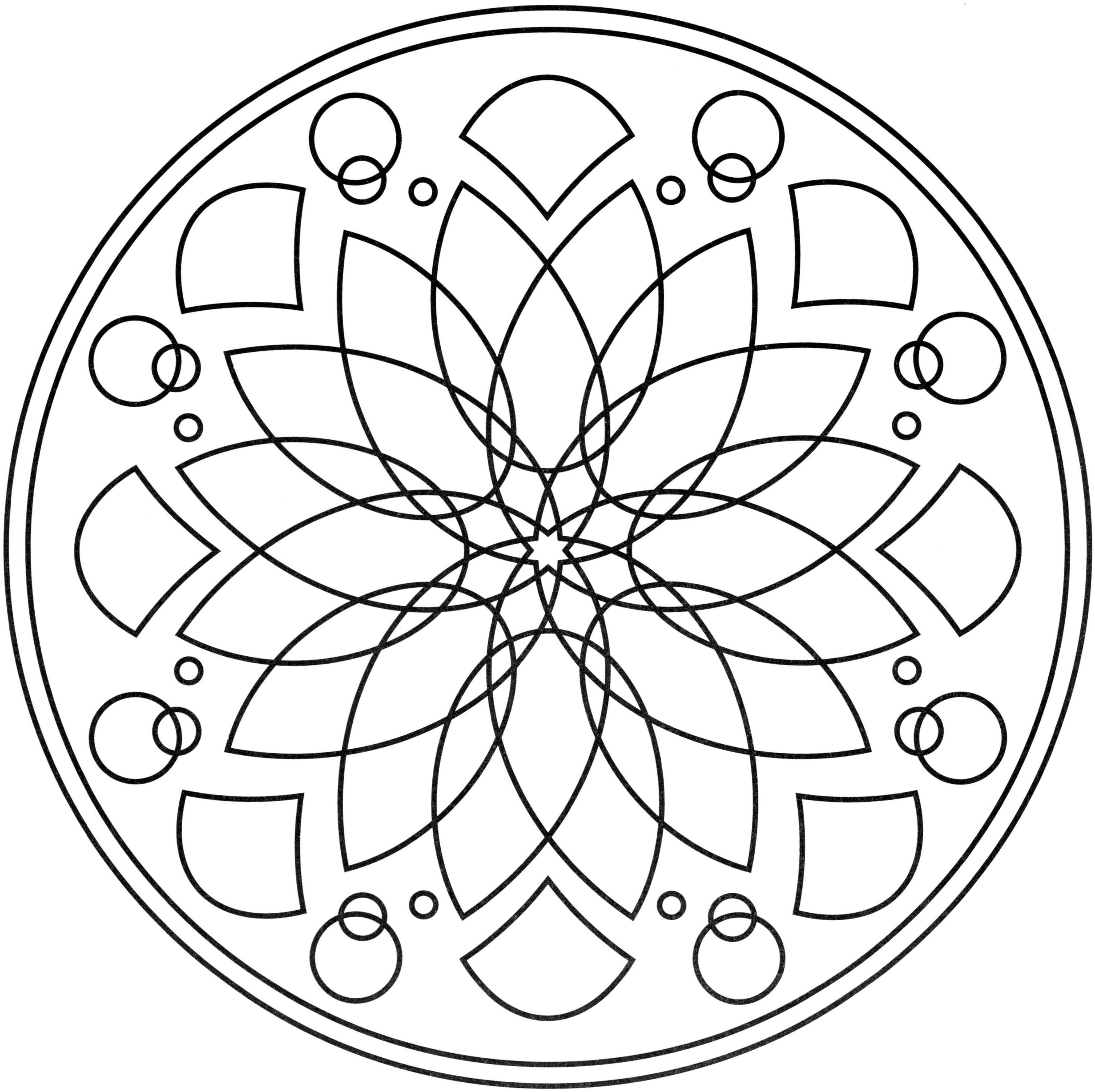

만다라의 ½은 점선, ¼은 빈 공간입니다.
1. 점선을 이어 그려보세요.
2. 빈 공간은 대칭을 생각해서 그려보세요.

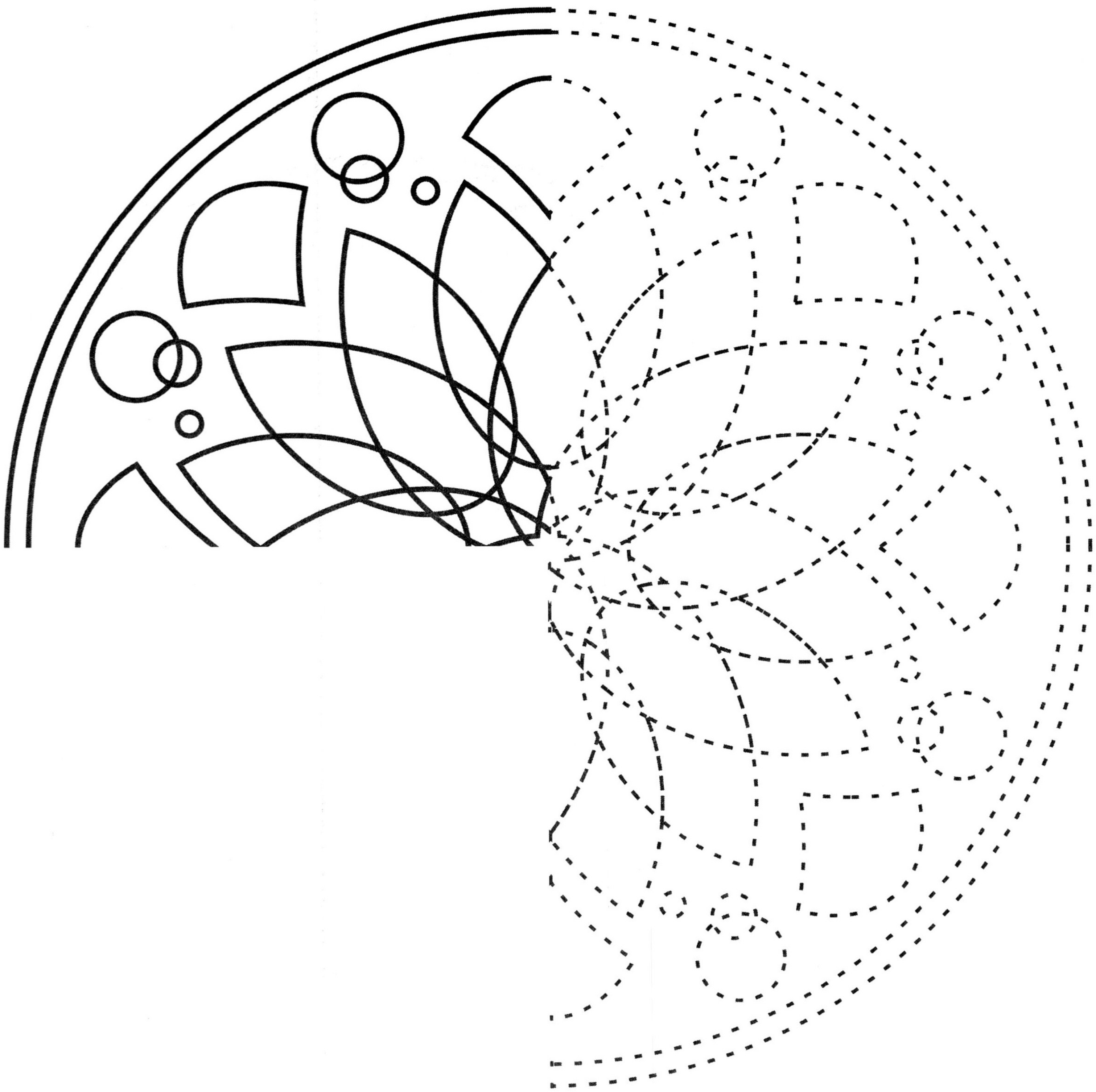

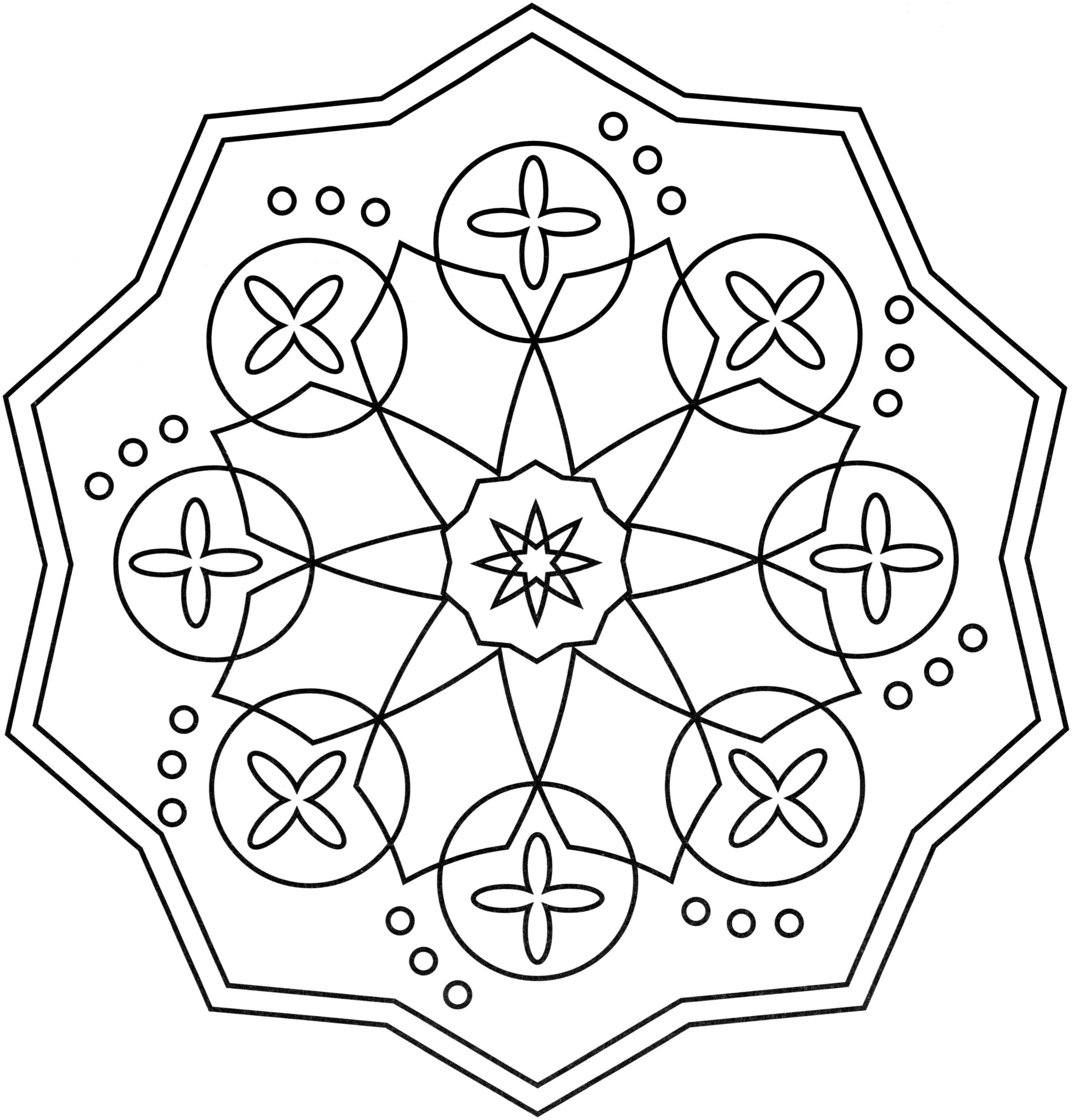

만다라의 점선과 빈 공간이 같이 있습니다.
1. 점선을 이어 그려보세요.
2. 빈 공간은 대칭을 생각해서 그려보세요.

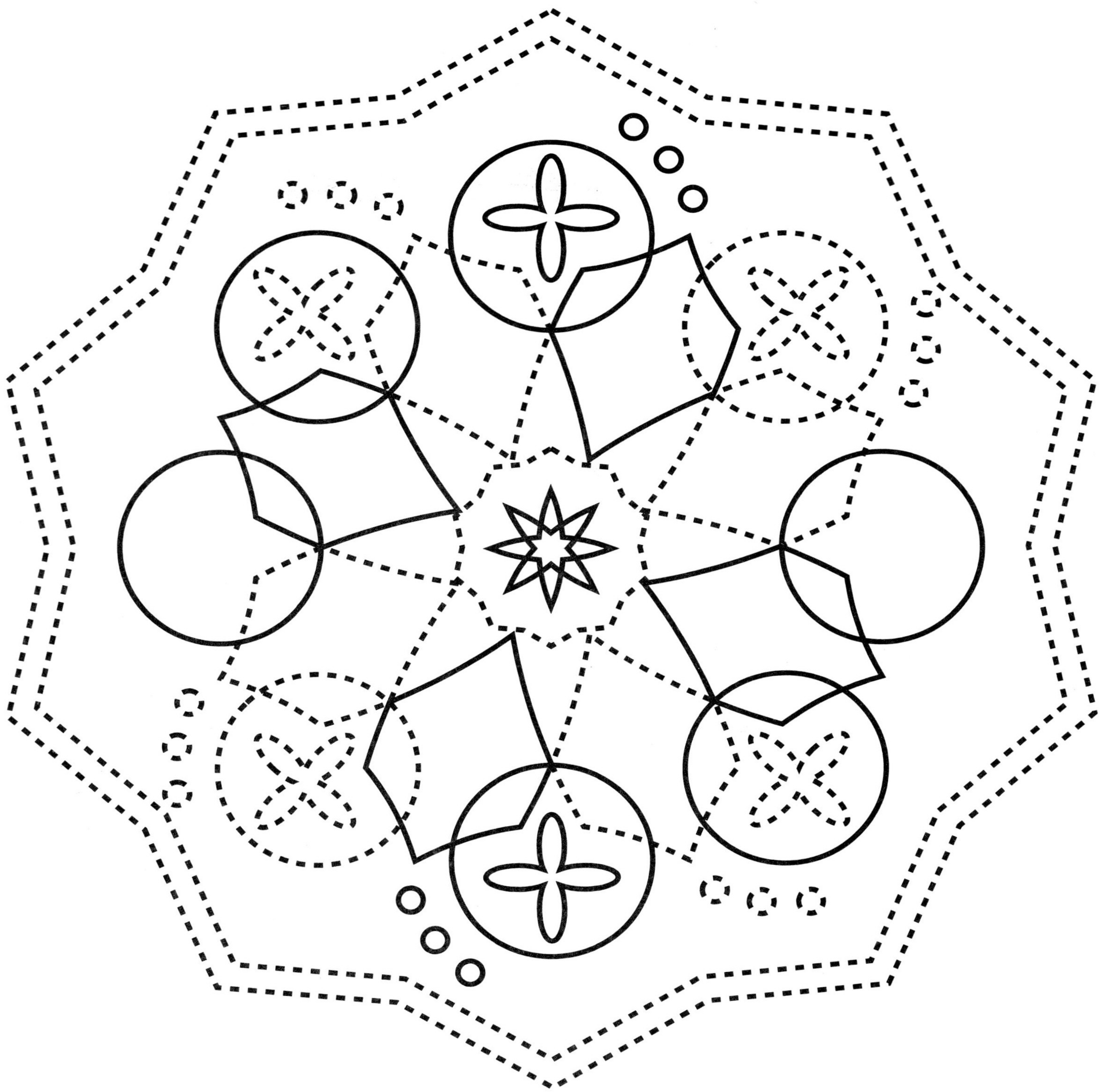

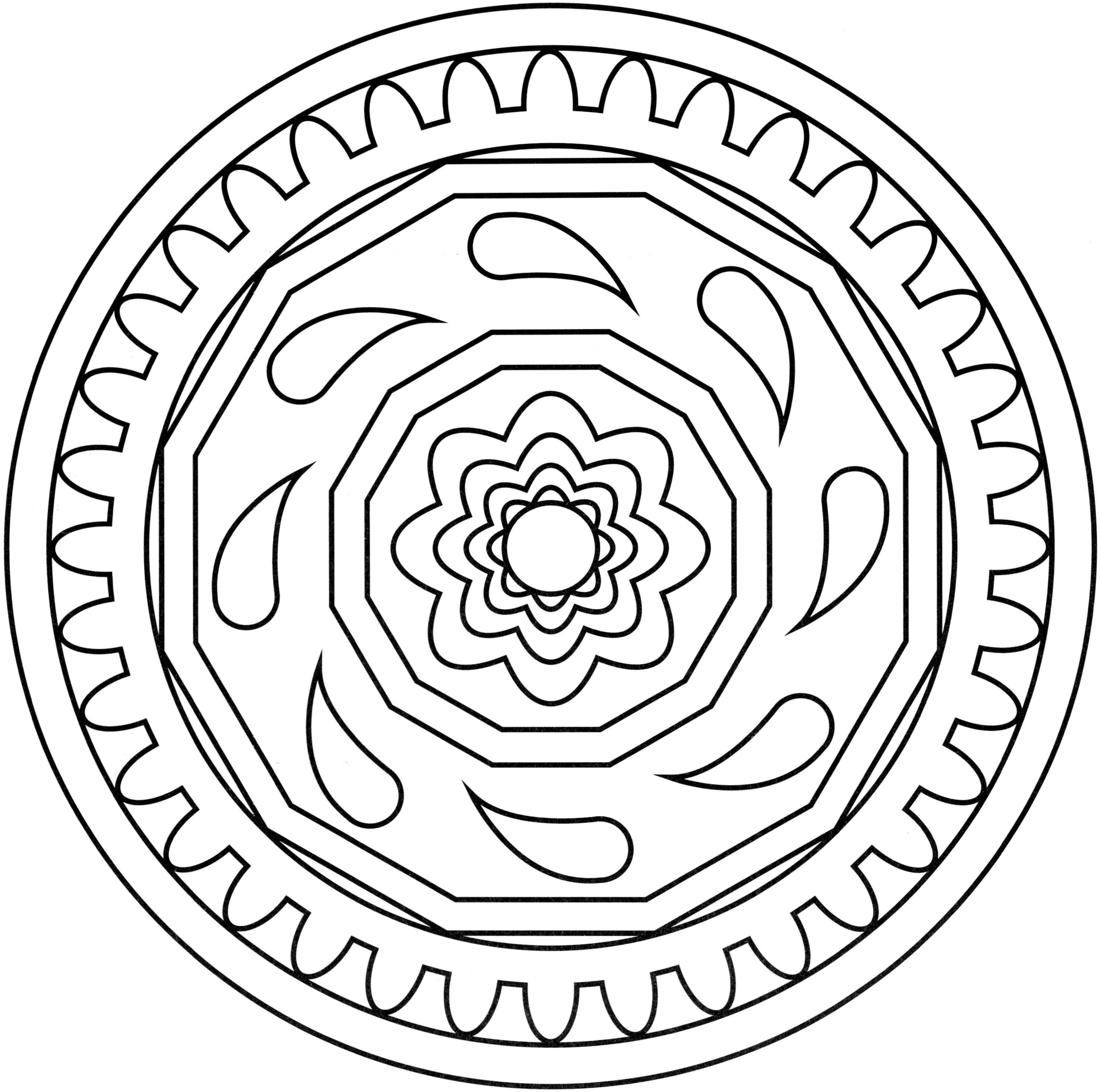

앞의 만다라의 ½은 점선으로 그려져 있습니다.
점선을 이어 그리시고, 빈 공간에는 그리고 싶은 것을 대칭이 되게 그려보세요.

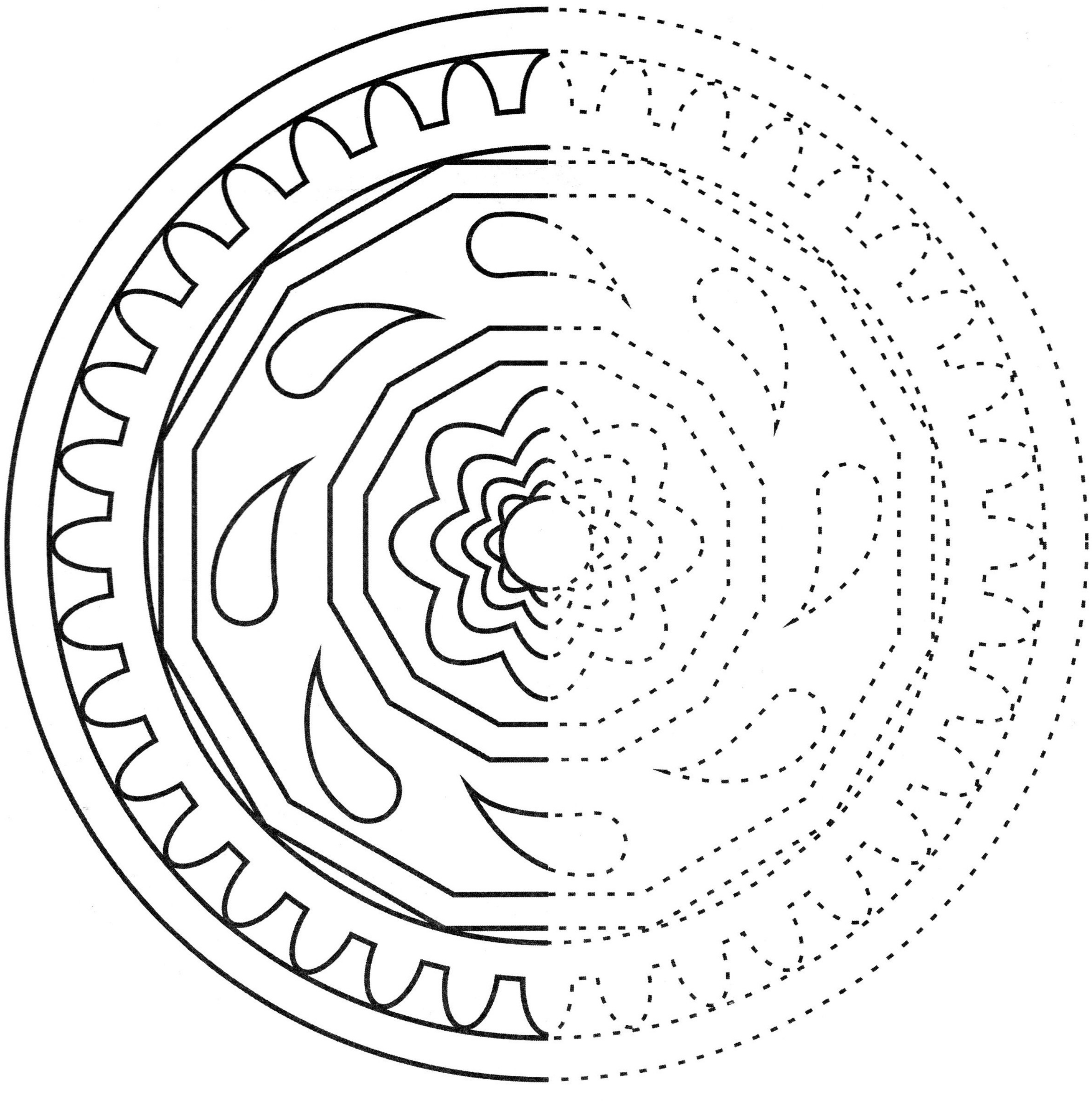

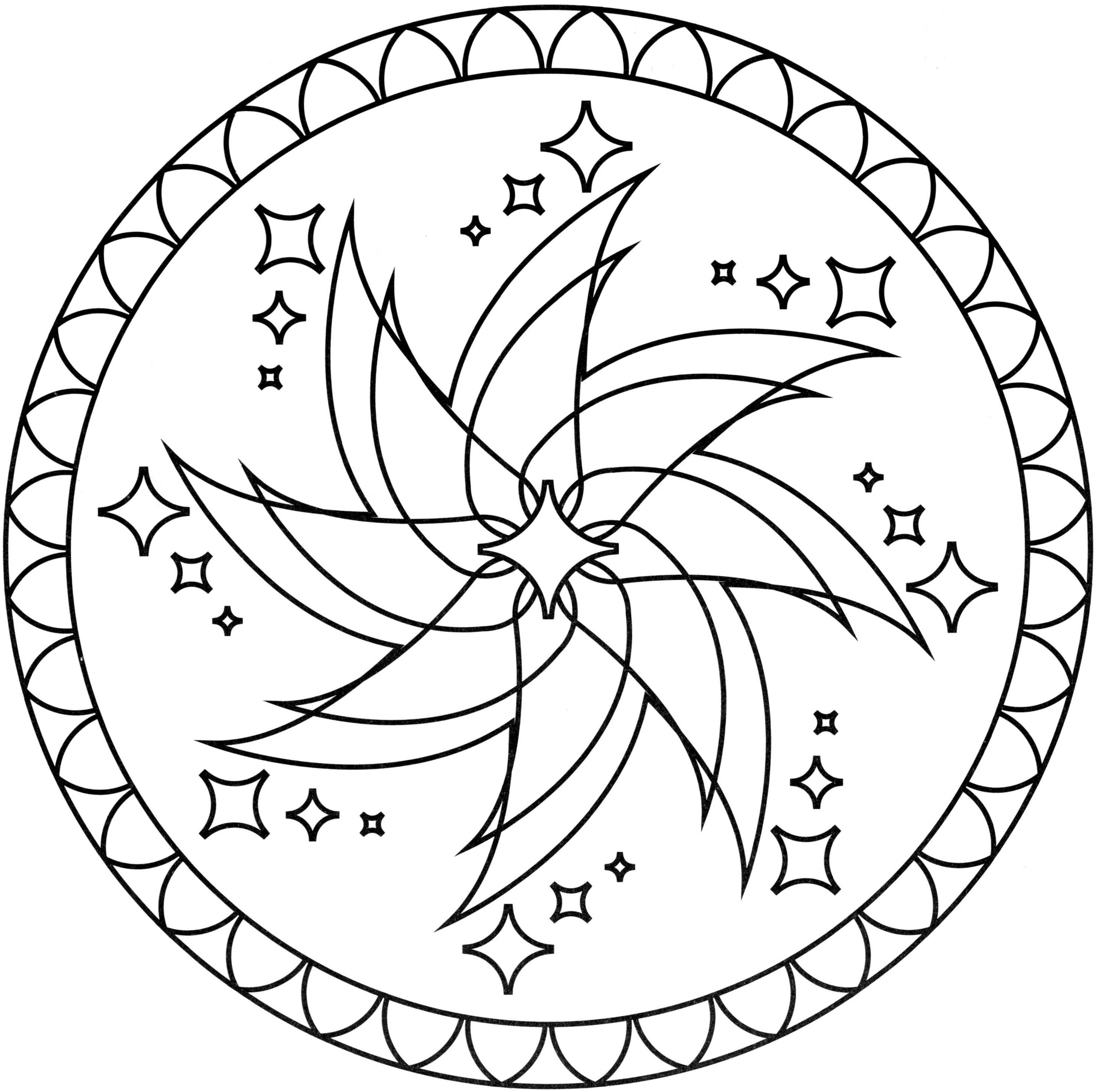

앞의 만다라를 그려보세요.

1. 만다라를 보고 기억나는 대로 그려보세요.
2. 그리고 싶은 것을 추가하여 그려보세요.

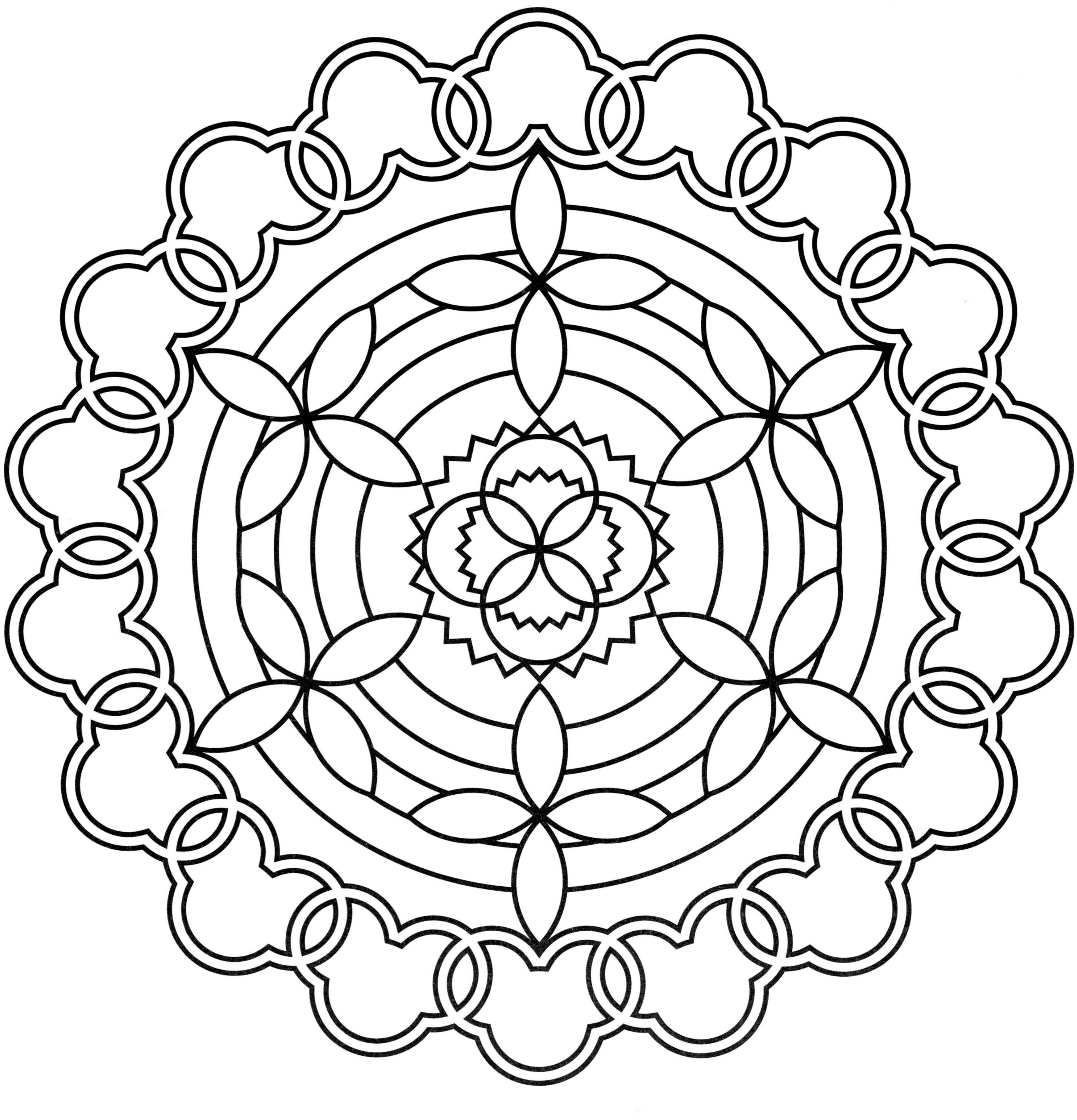

앞의 만다라를 그려보세요.

1. 만다라를 보고 기억나는 대로 그려보세요.
2. 그리고 싶은 것을 추가하여 그려보세요.

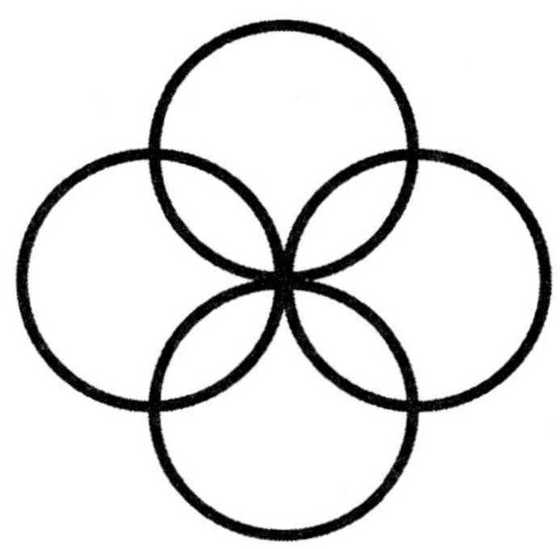

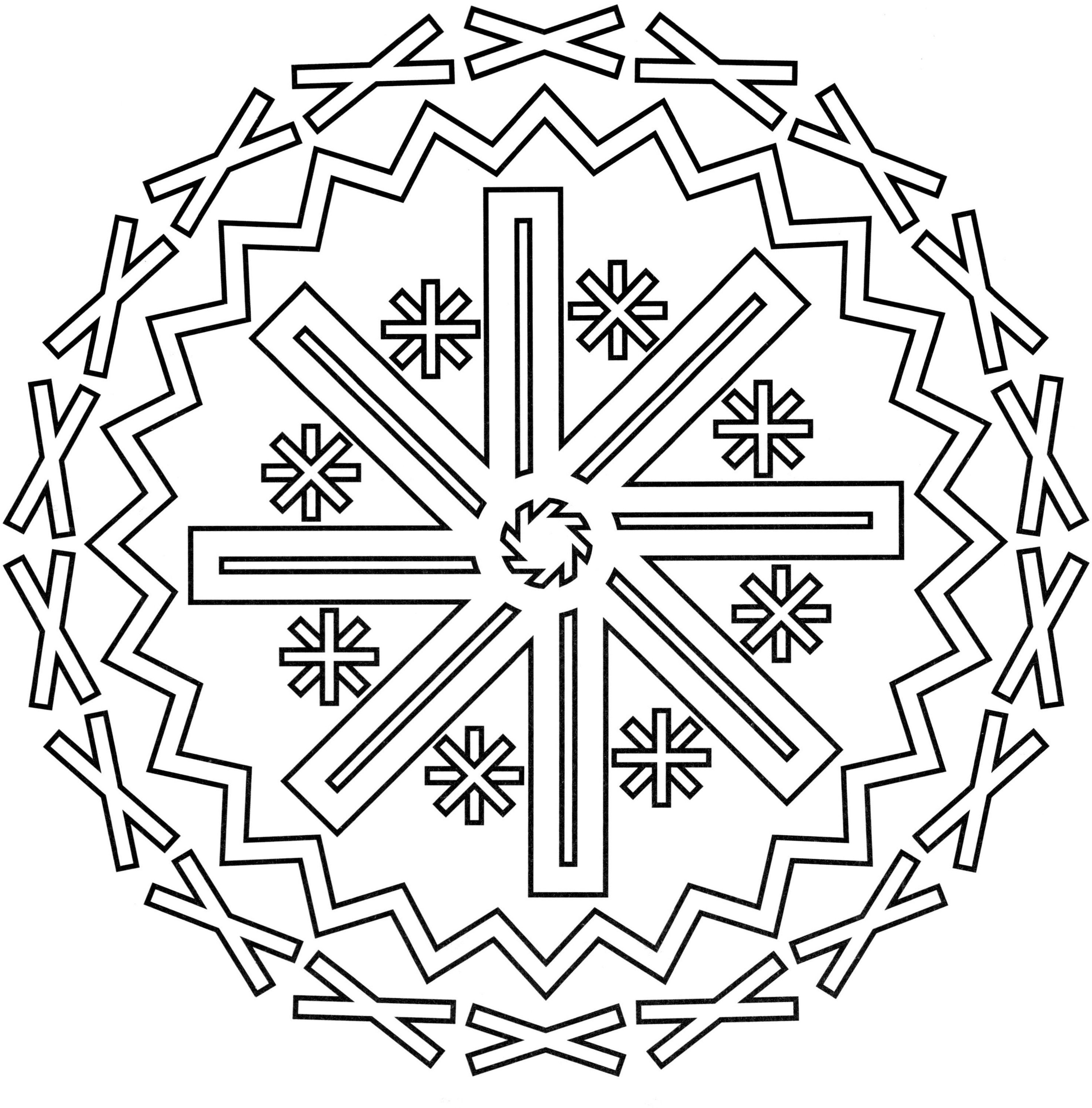

앞의 만다라를 그려보세요.

1. 만다라를 보고 기억나는 대로 그려보세요.
2. 그리고 싶은 것을 추가하여 그려보세요.

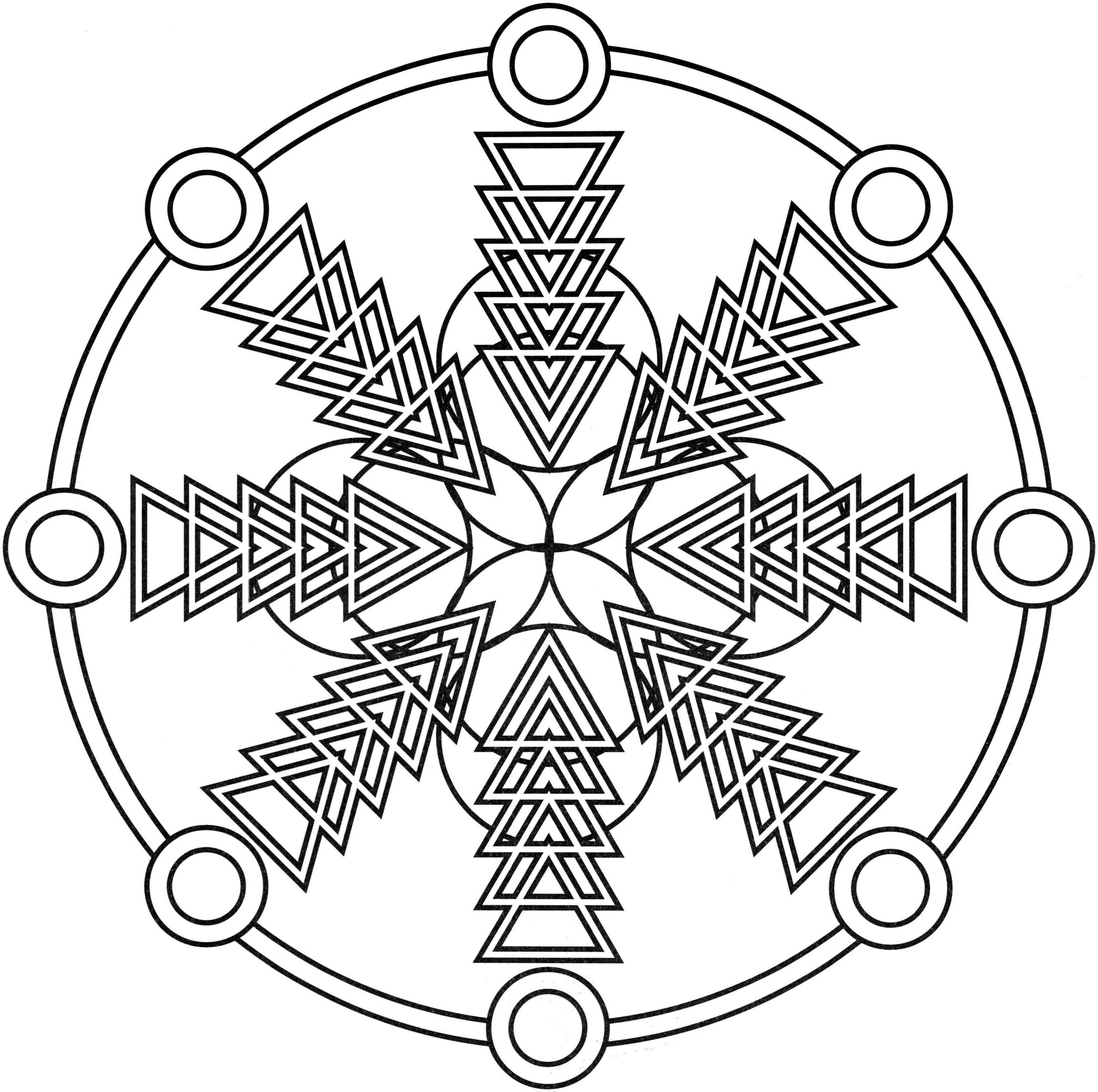

앞의 만다라의 ½은 점선으로 그려져 있습니다.
점선을 이어 그리시고, 빈 공간에는 그리고 싶은 것을 대칭이 되게 그려보세요.

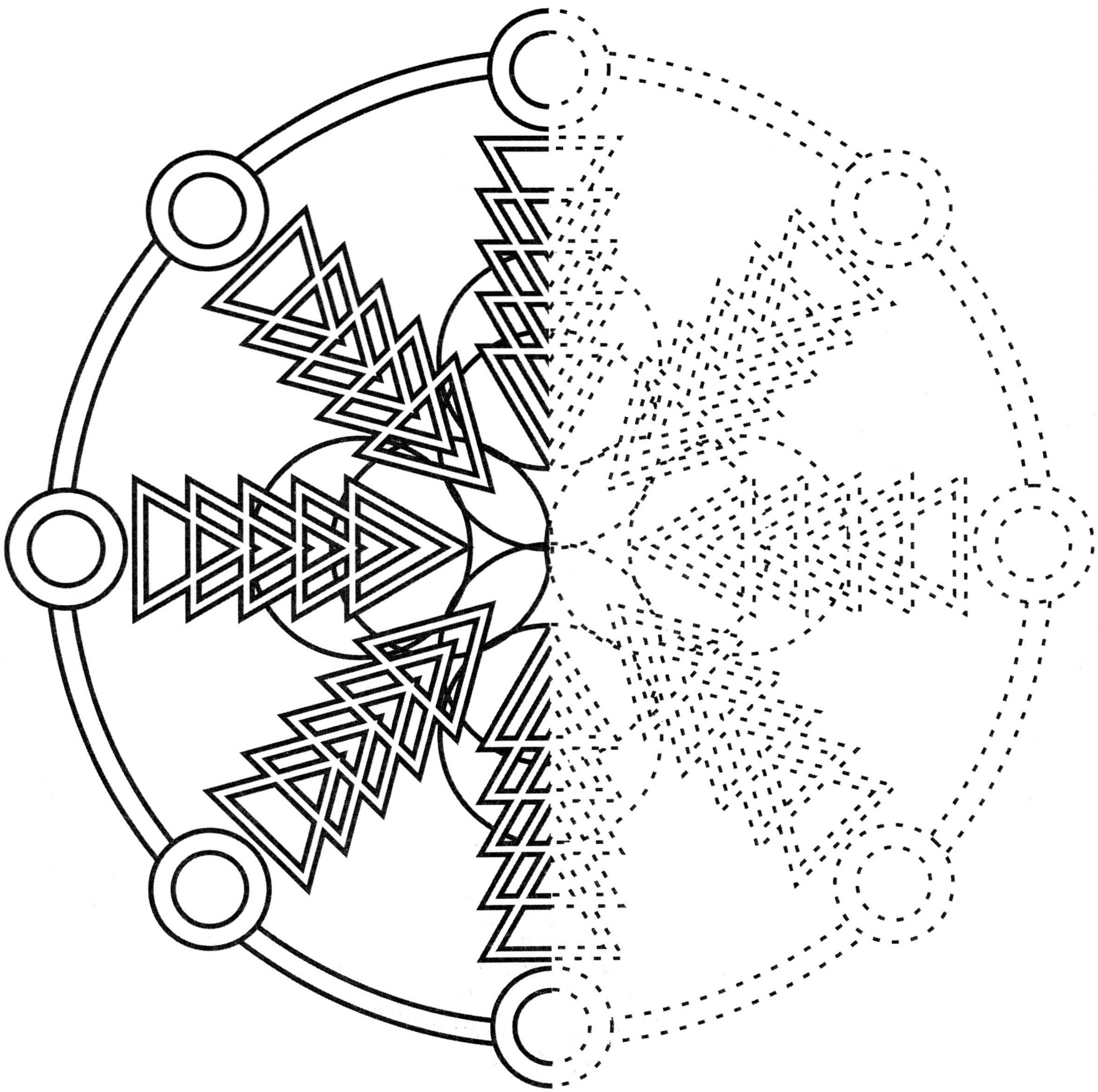

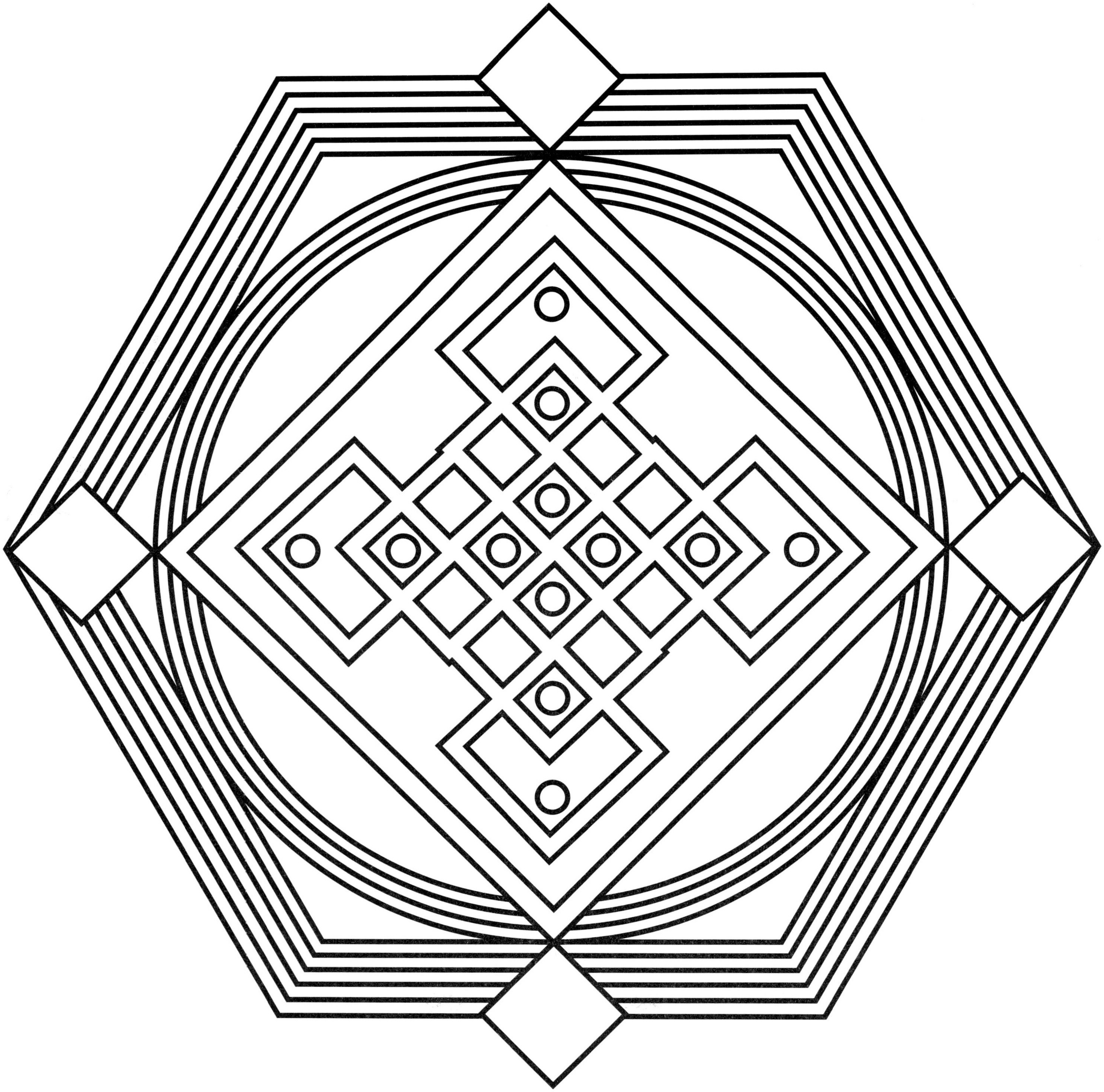

앞의 만다라의 ½은 점선으로 그려져 있습니다.
점선을 이어 그리시고, 빈 공간에는 그리고 싶은 것을 대칭이 되게 그려보세요.

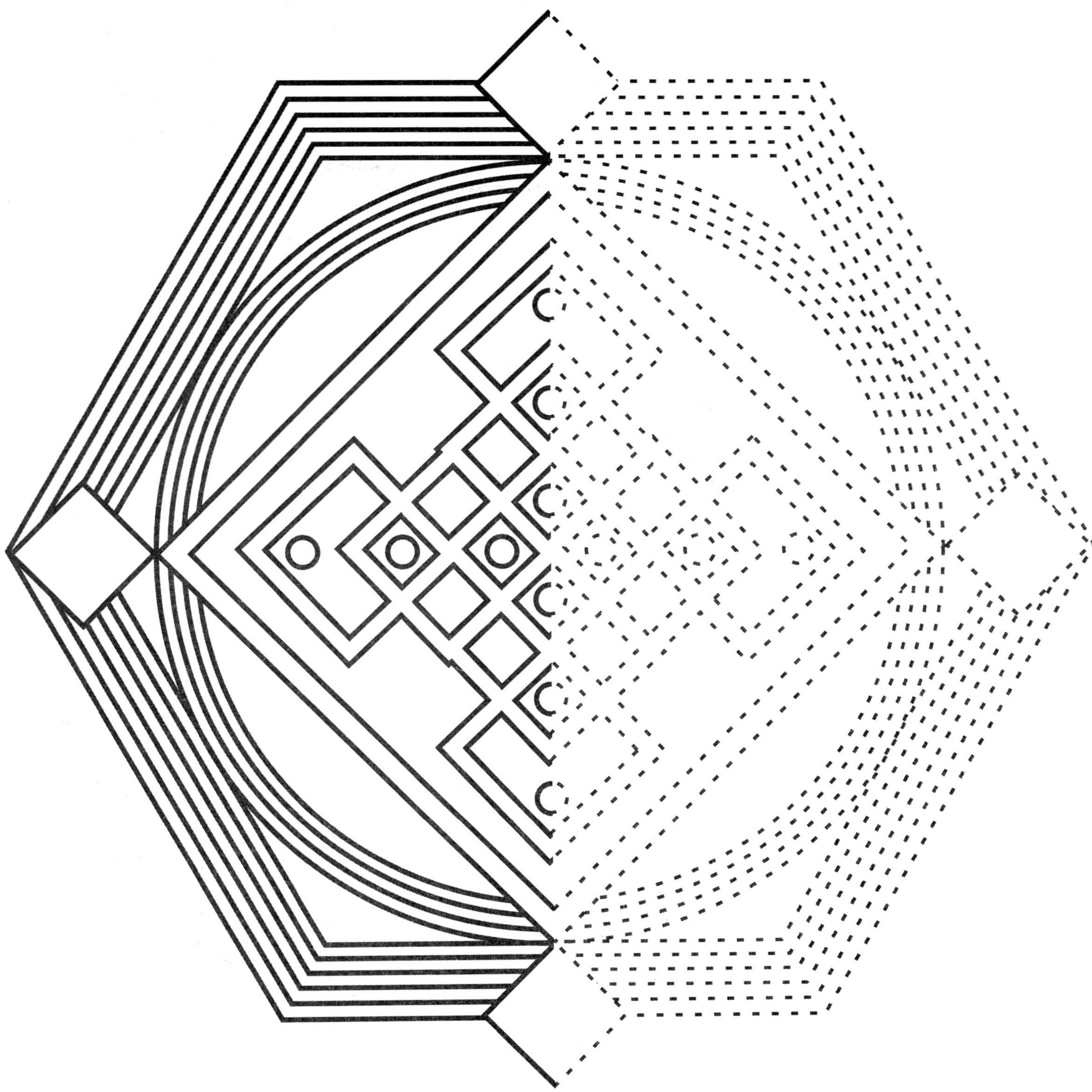

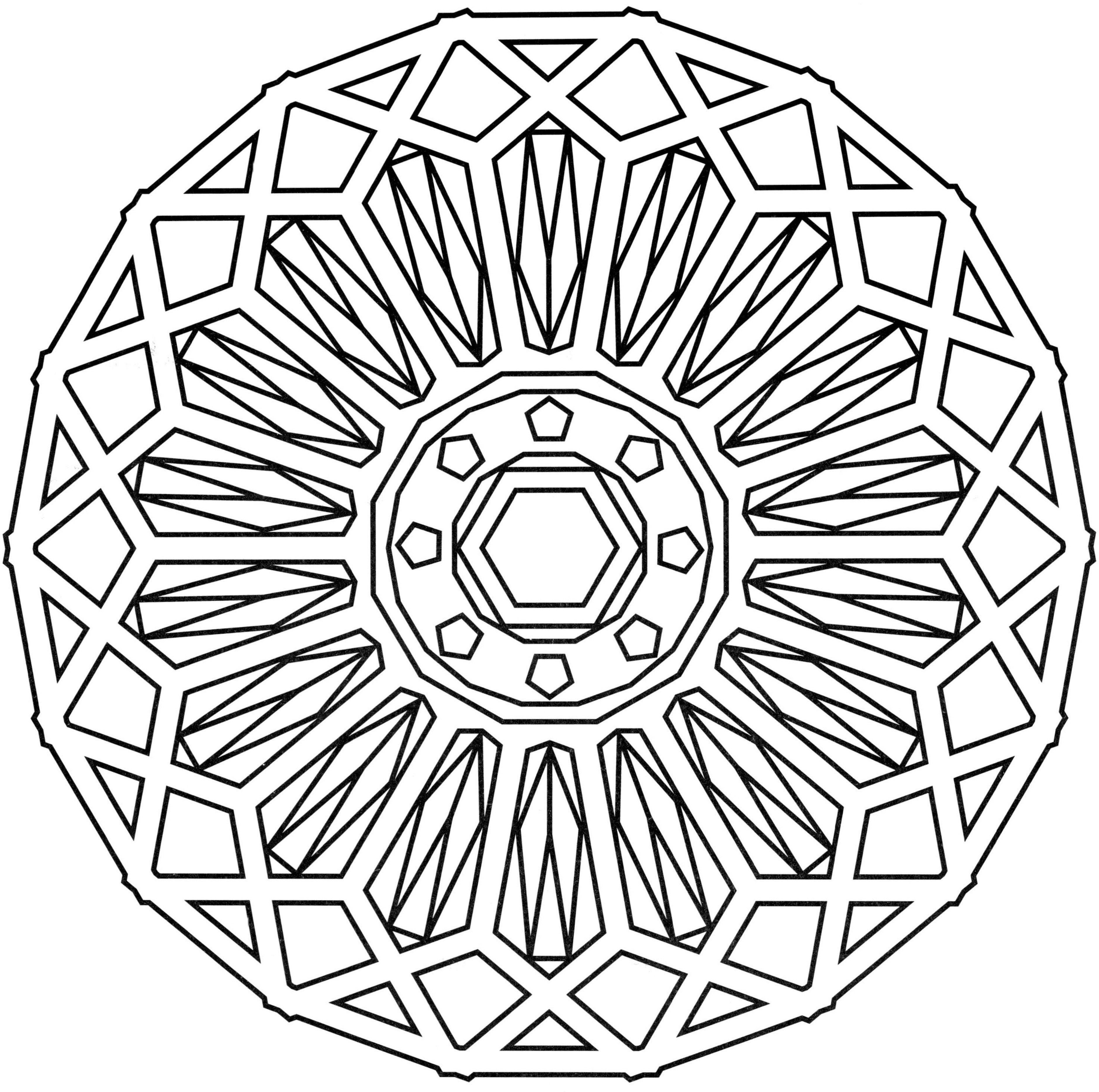

앞의 만다라 일부의 ¼만 그려져 있습니다.
상하좌우 대칭을 생각하여 만다라를 완성해보세요.

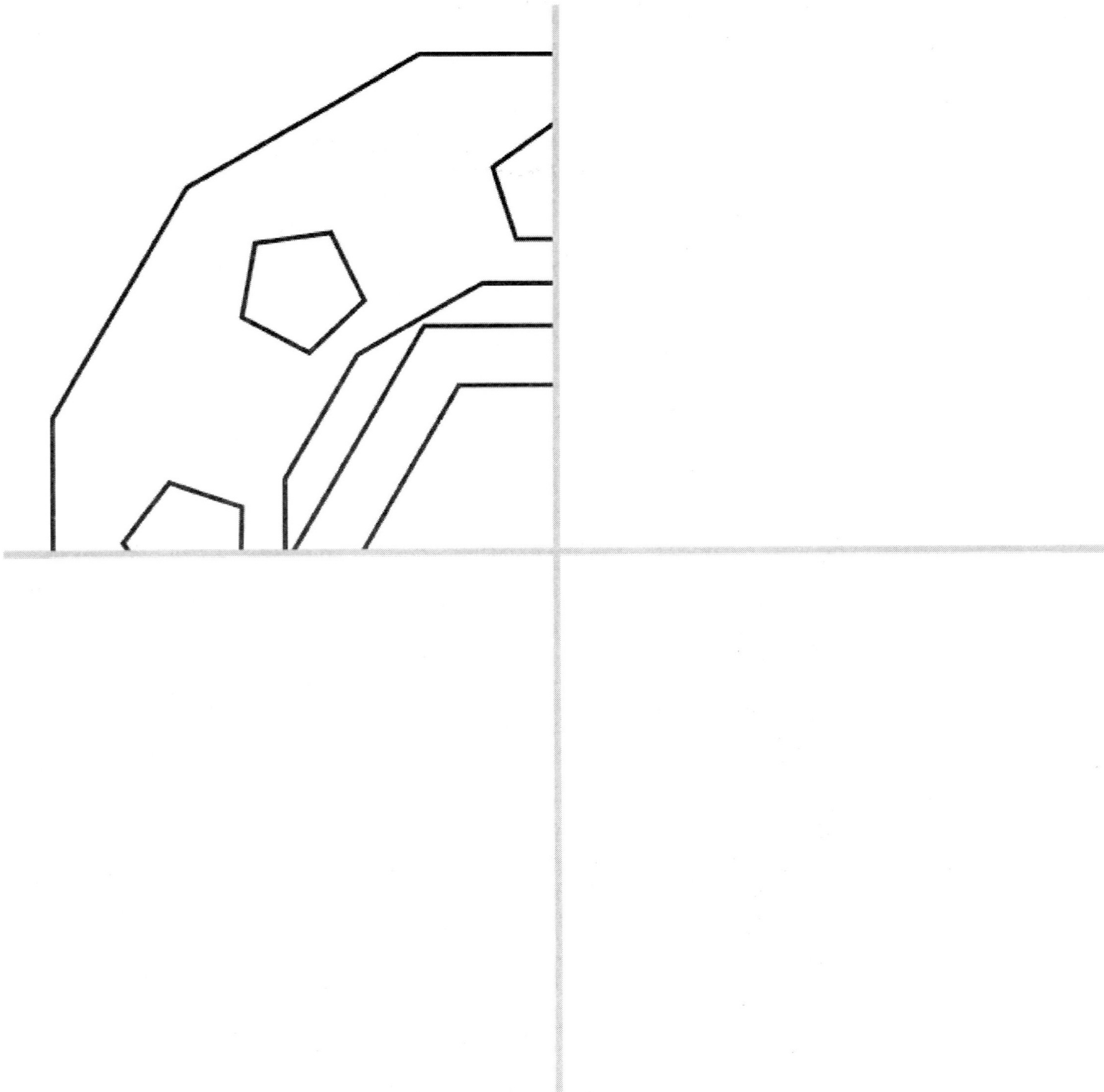

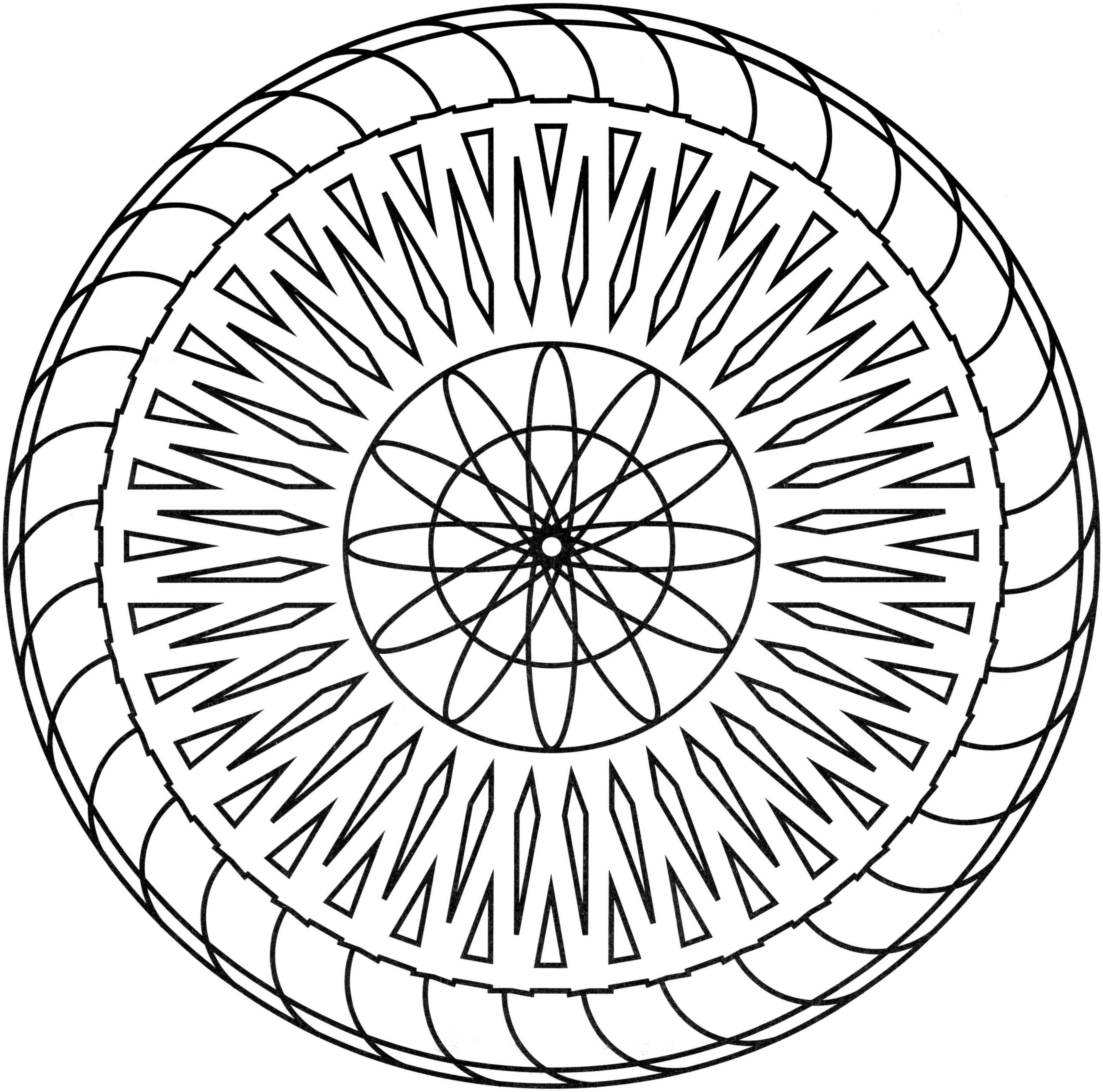

앞의 만다라를 그려보세요.

1. 만다라를 보고 기억나는 대로 그려보세요.
2. 그리고 싶은 것을 추가하여 그려보세요.

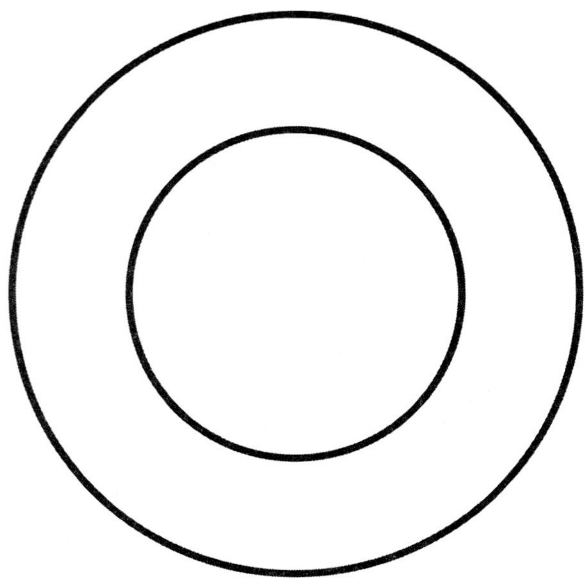

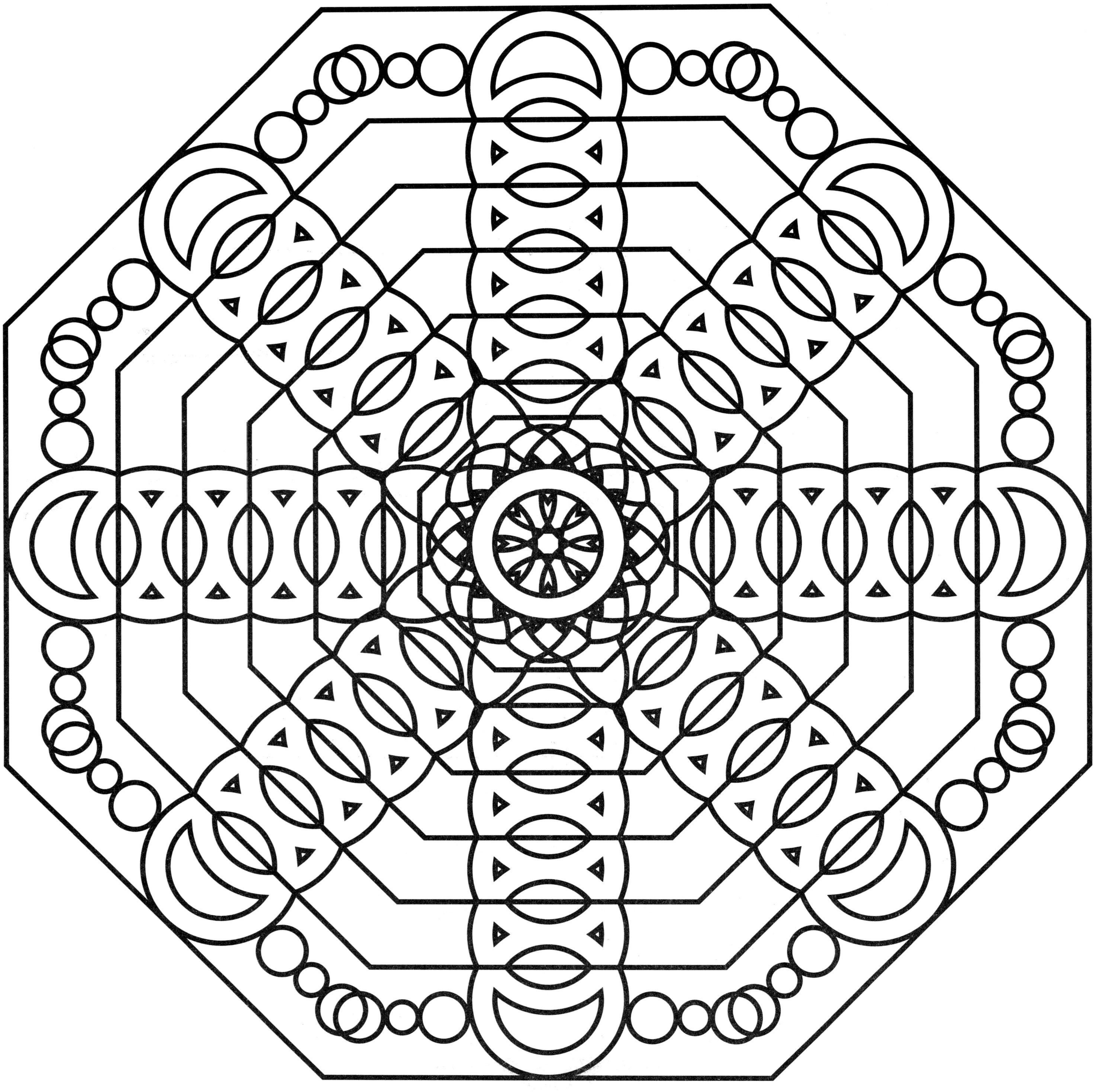

앞의 만다라의 ½은 점선으로 그려져 있습니다.
점선을 이어 그리시고, 빈 공간에는 그리고 싶은 것을 대칭이 되게 그려보세요.

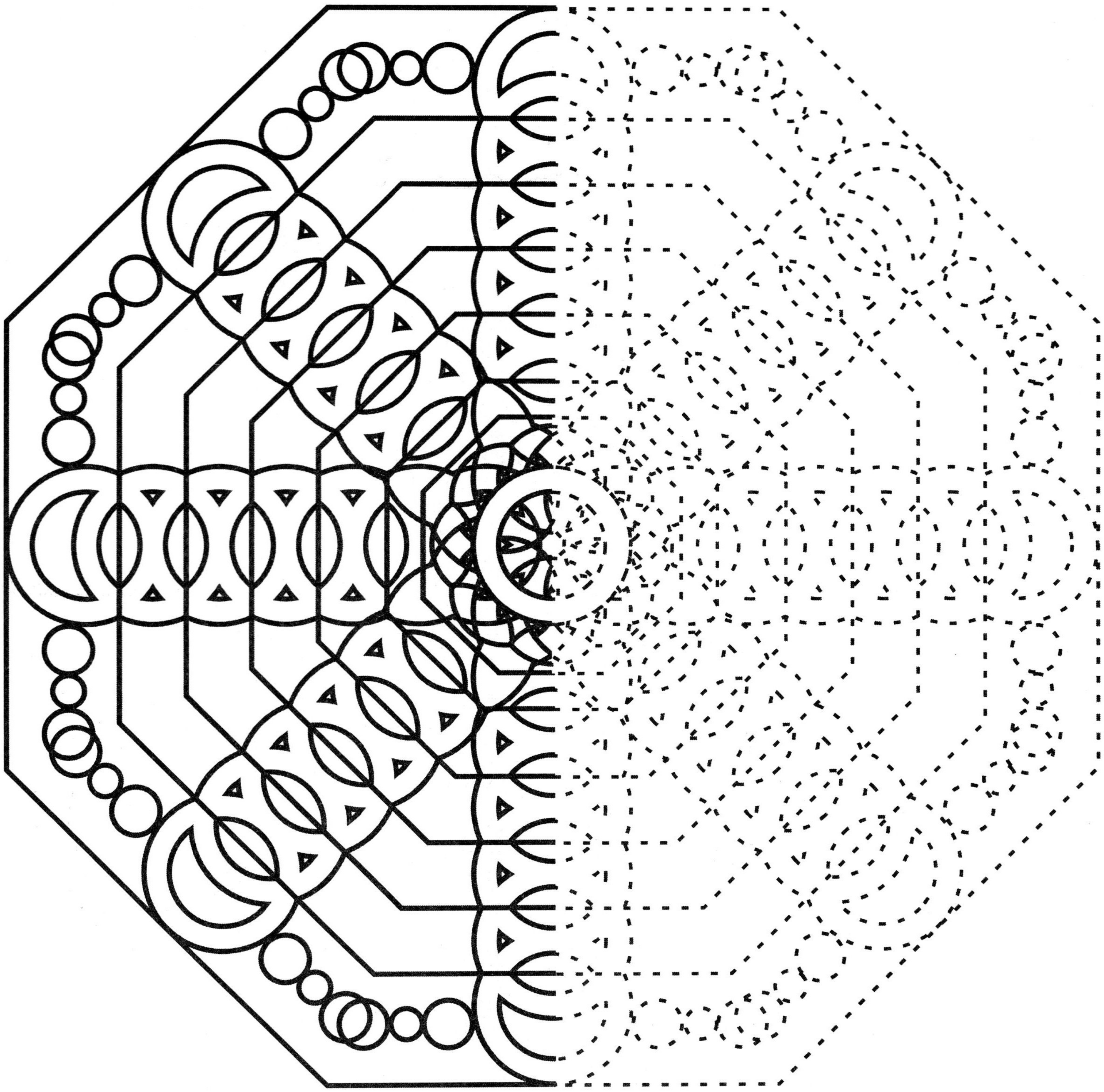

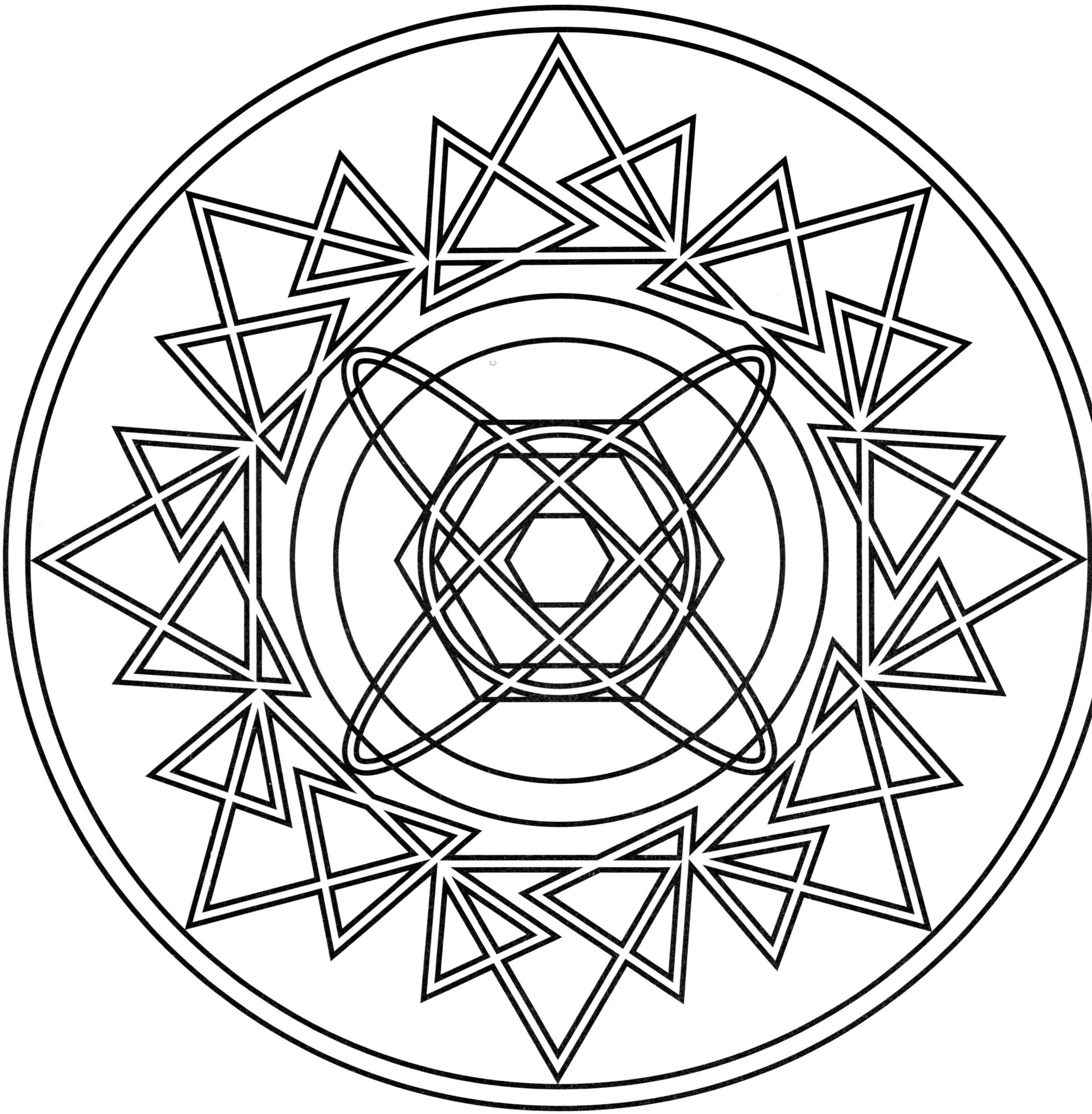

앞의 만다라 일부의 ¼만 그려져 있습니다.
상하좌우 대칭을 생각하여 만다라를 완성해보세요.

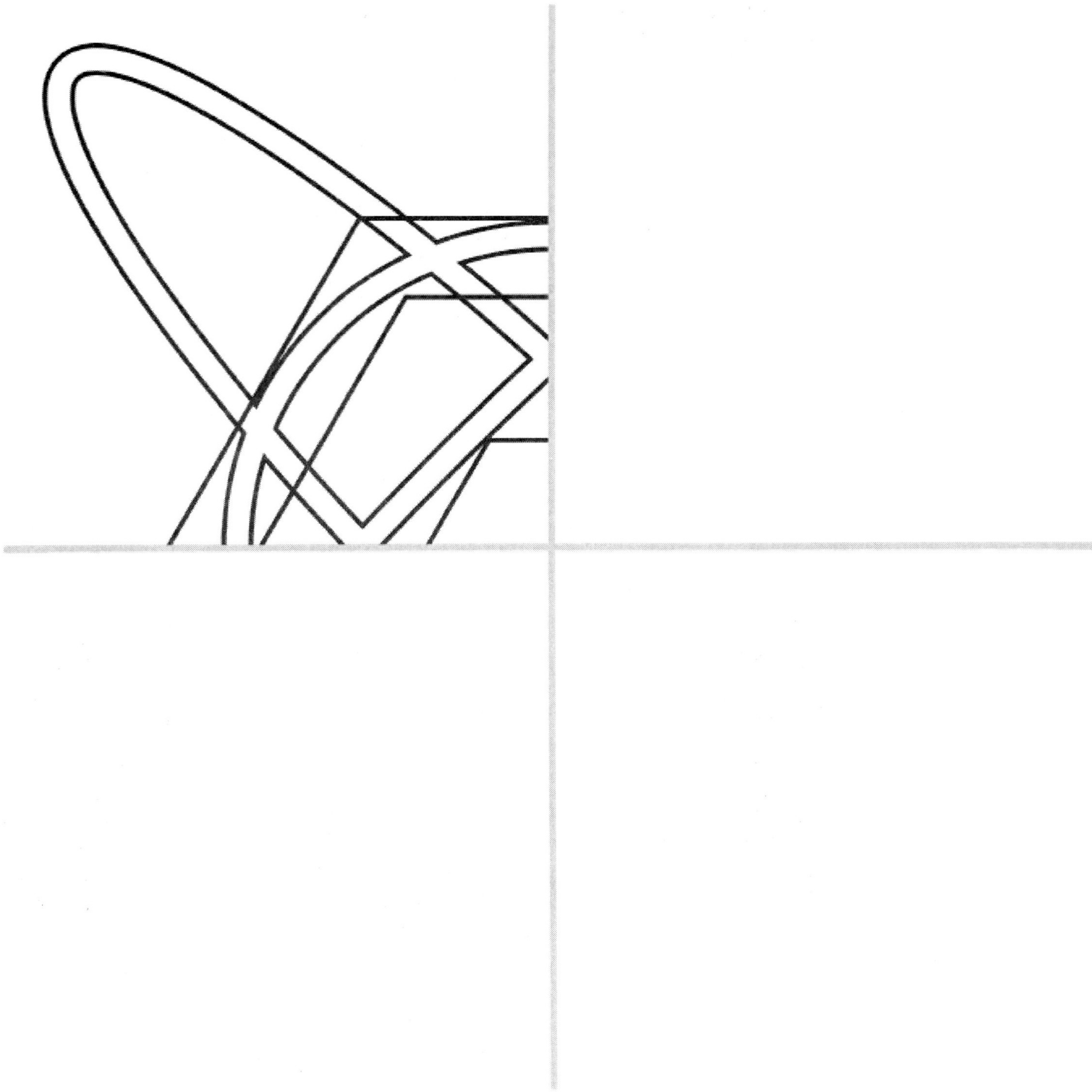

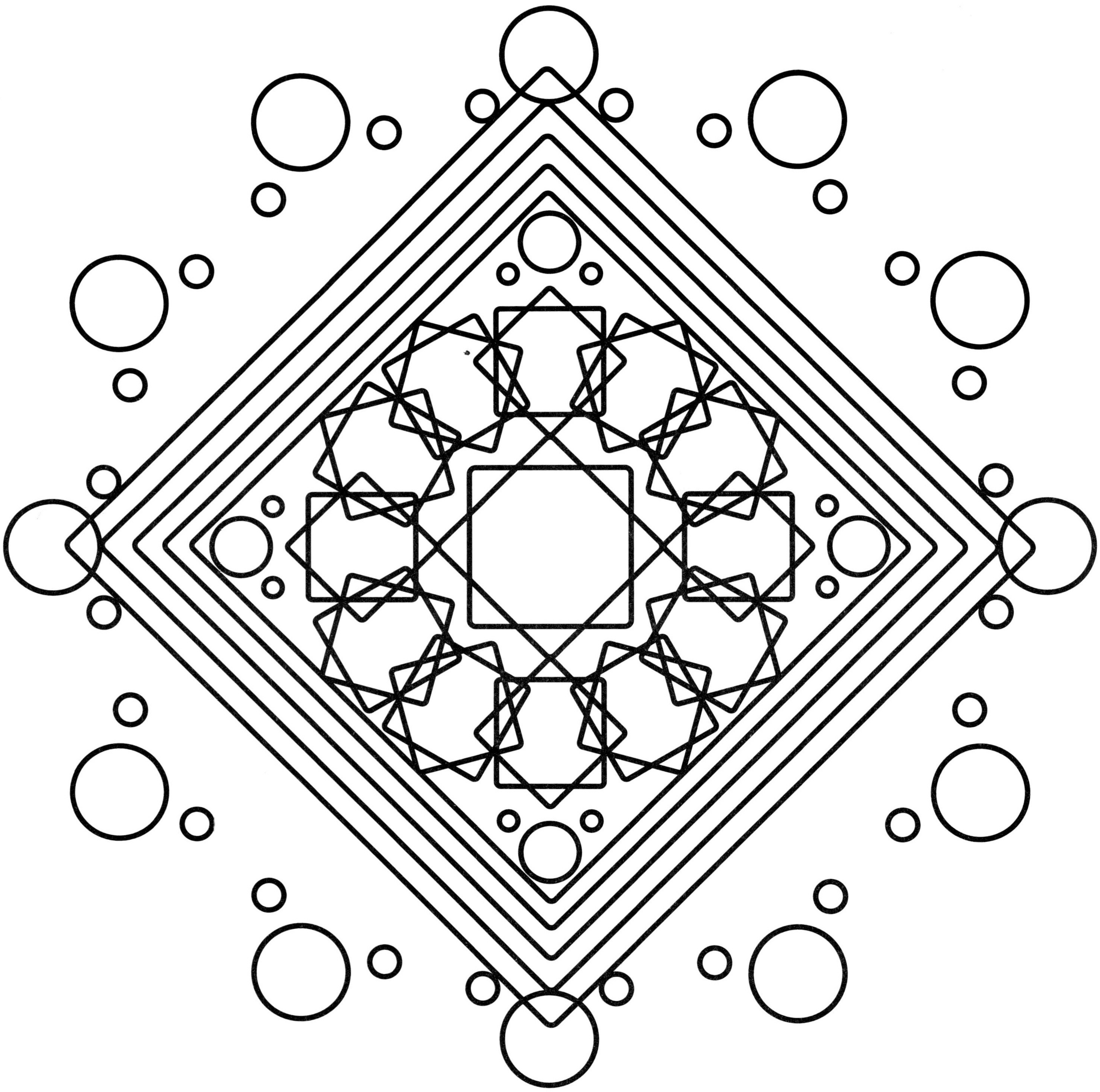

앞의 만다라를 그려보세요.
1. 만다라를 보고 기억나는 대로 그려보세요.
2. 그리고 싶은 것을 추가하여 그려보세요.

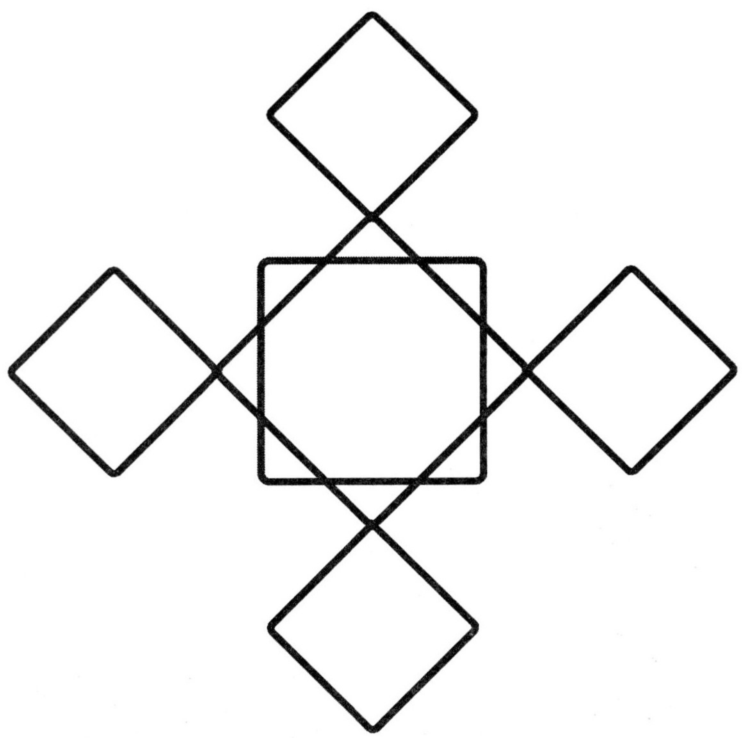

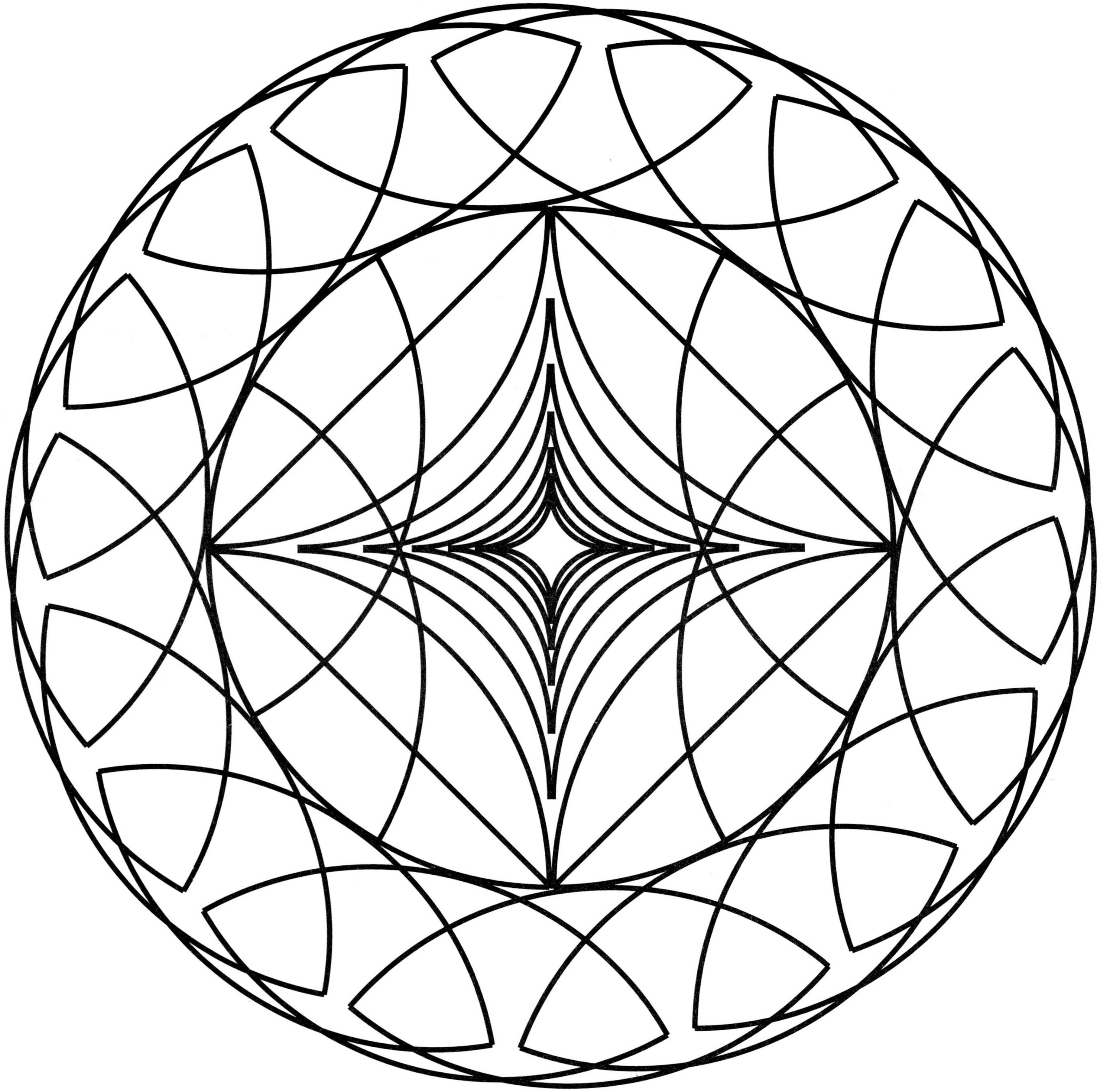

앞의 만다라를 생각해보세요,
1. 점선을 이어 그려보세요.
2. 빈 공간에는 그리고 싶은 것을 대칭이 되게 그려보세요.

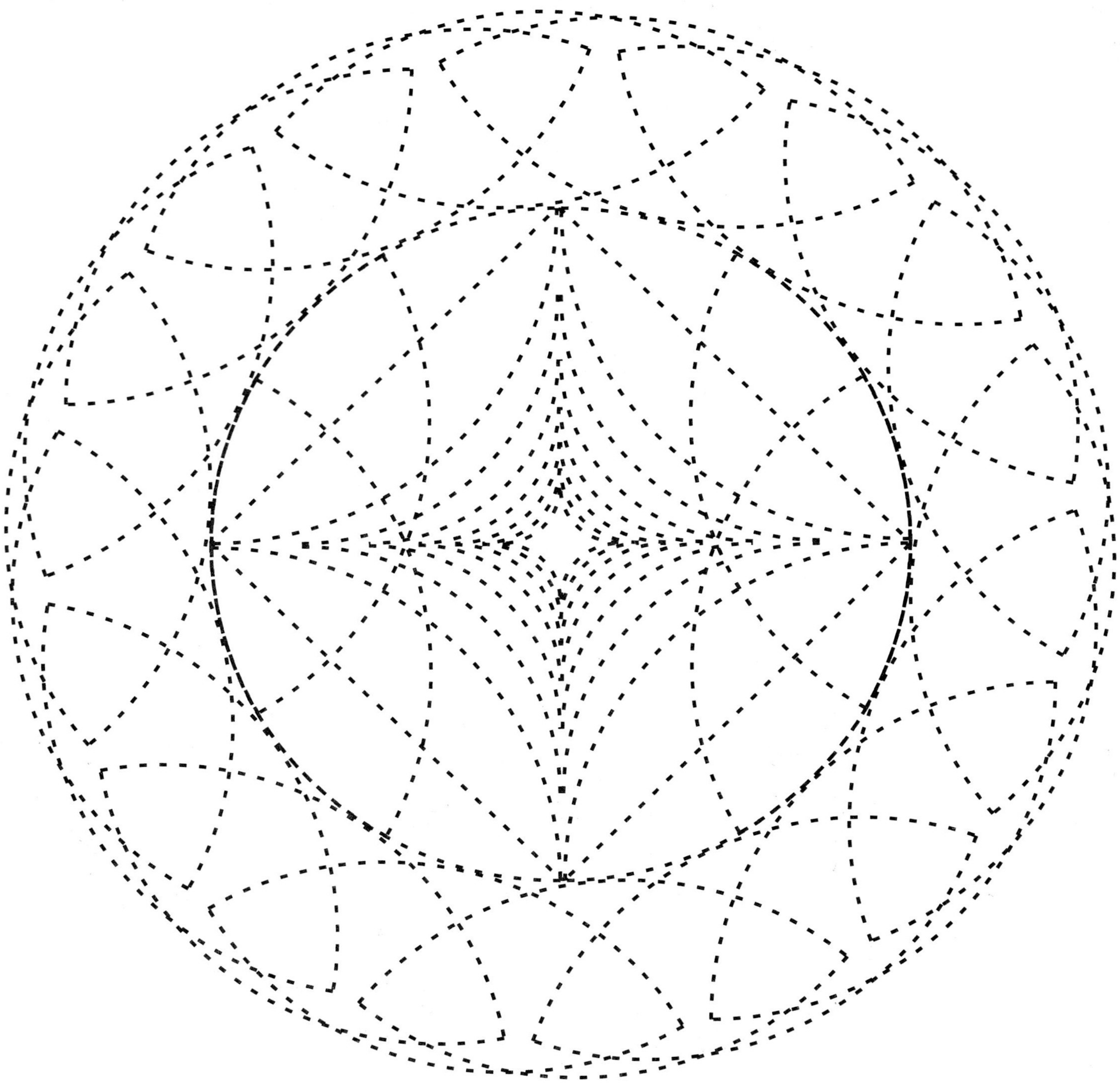

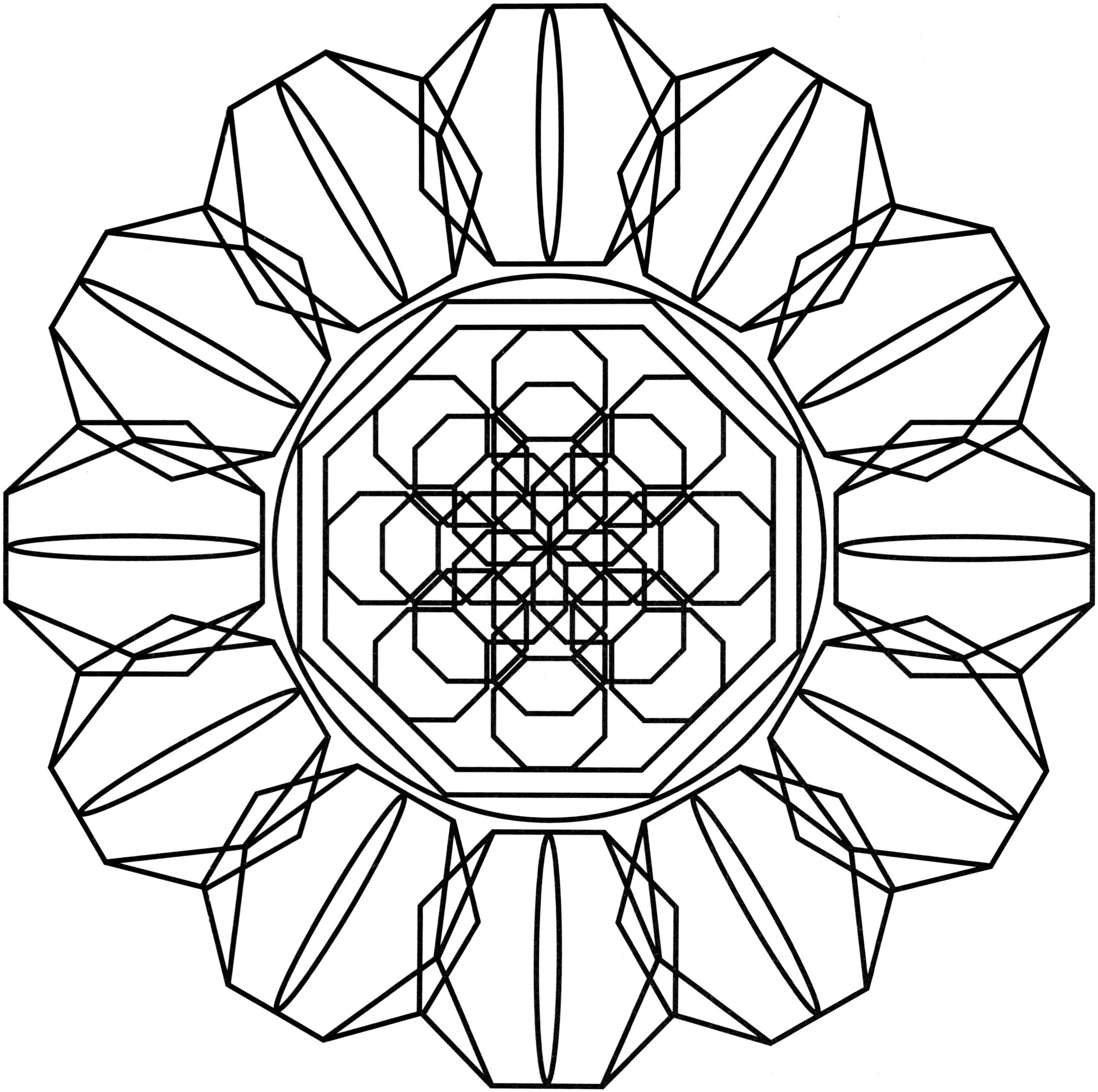

앞의 만다라를 생각해보세요,
1. 점선을 이어 그려보세요.
2. 빈 공간에는 그리고 싶은 것을 대칭이 되게 그려보세요.

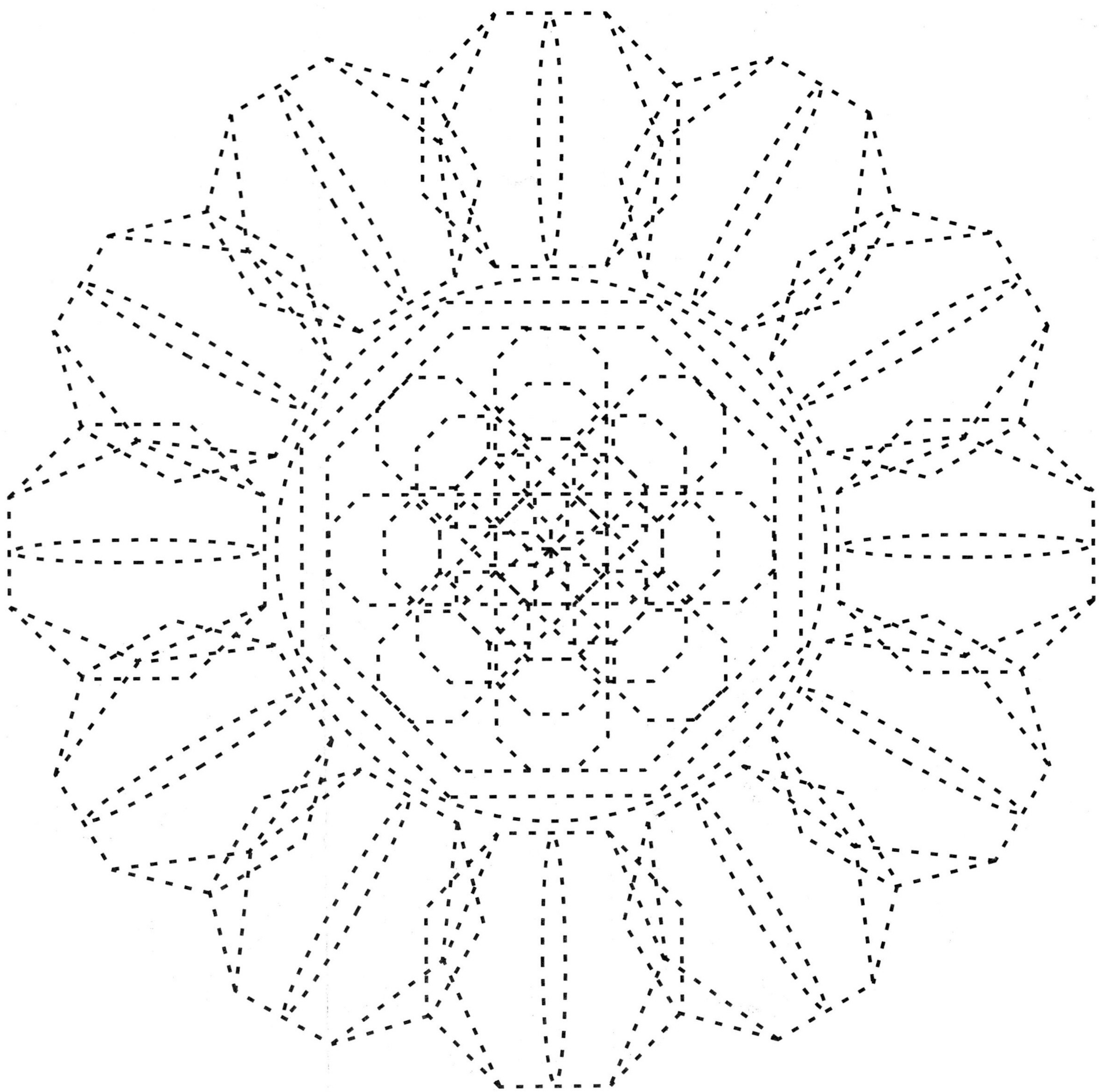

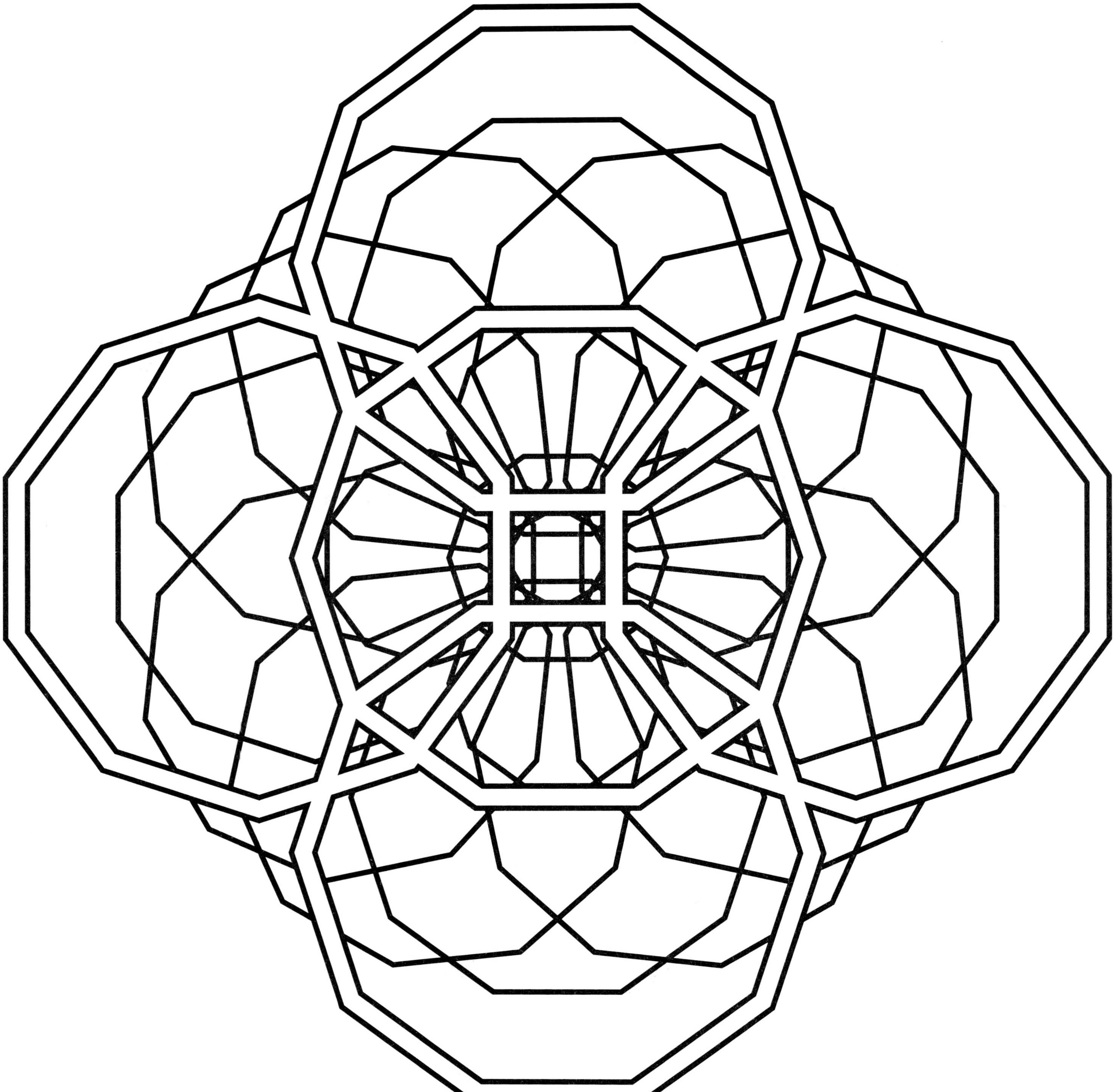

앞의 만다라를 그려보세요.
1. 만다라를 보고 기억나는 대로 그려보세요.
2. 그리고 싶은 것을 추가하여 그려보세요.

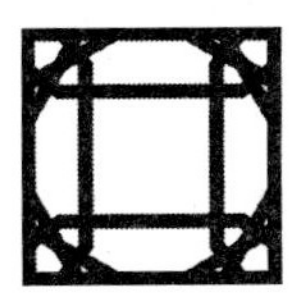

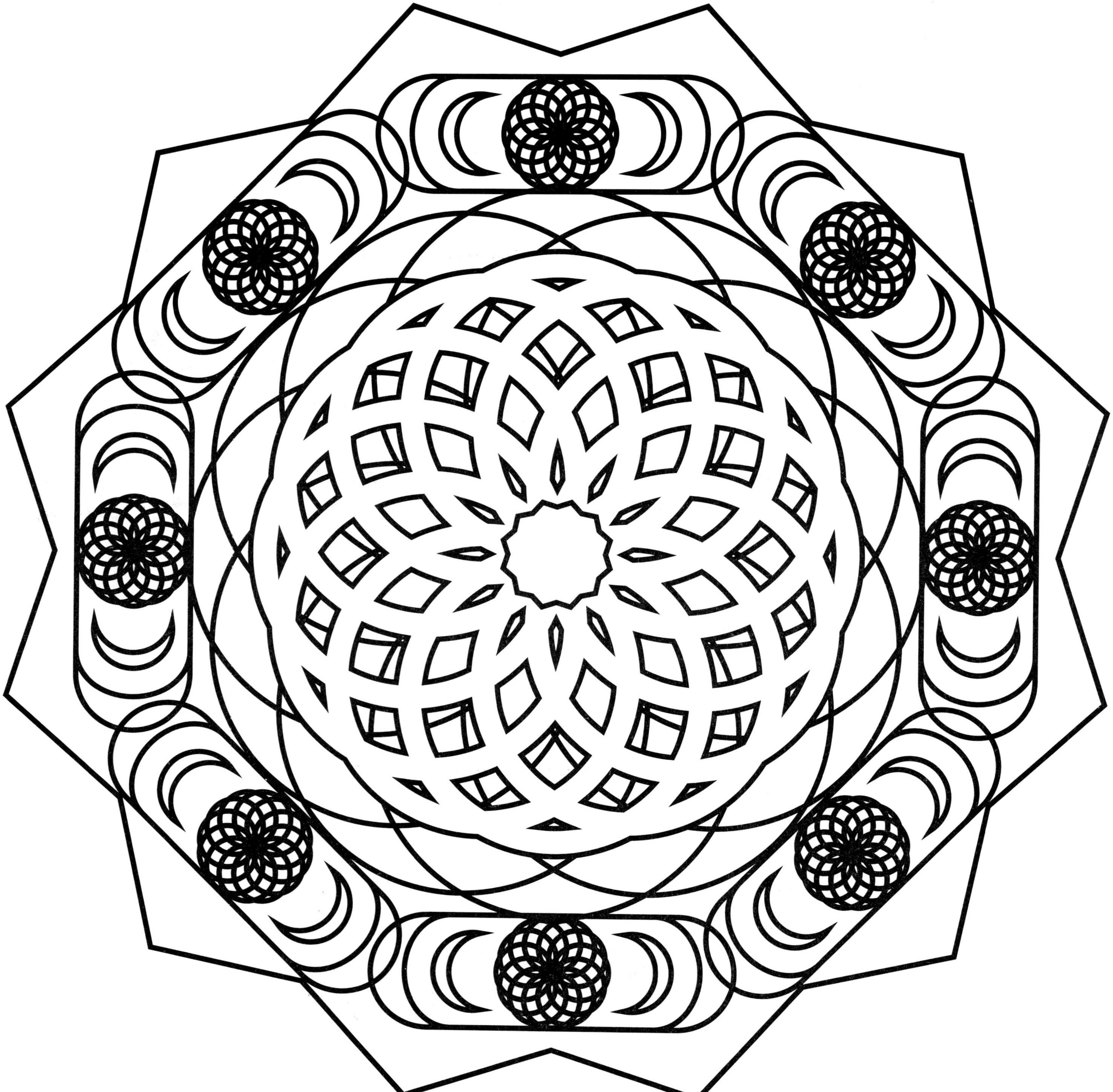

앞의 만다라를 생각해보세요,

1. 점선을 이어 그려보세요.
2. 빈 공간에는 그리고 싶은 것을 대칭이 되게 그려보세요.

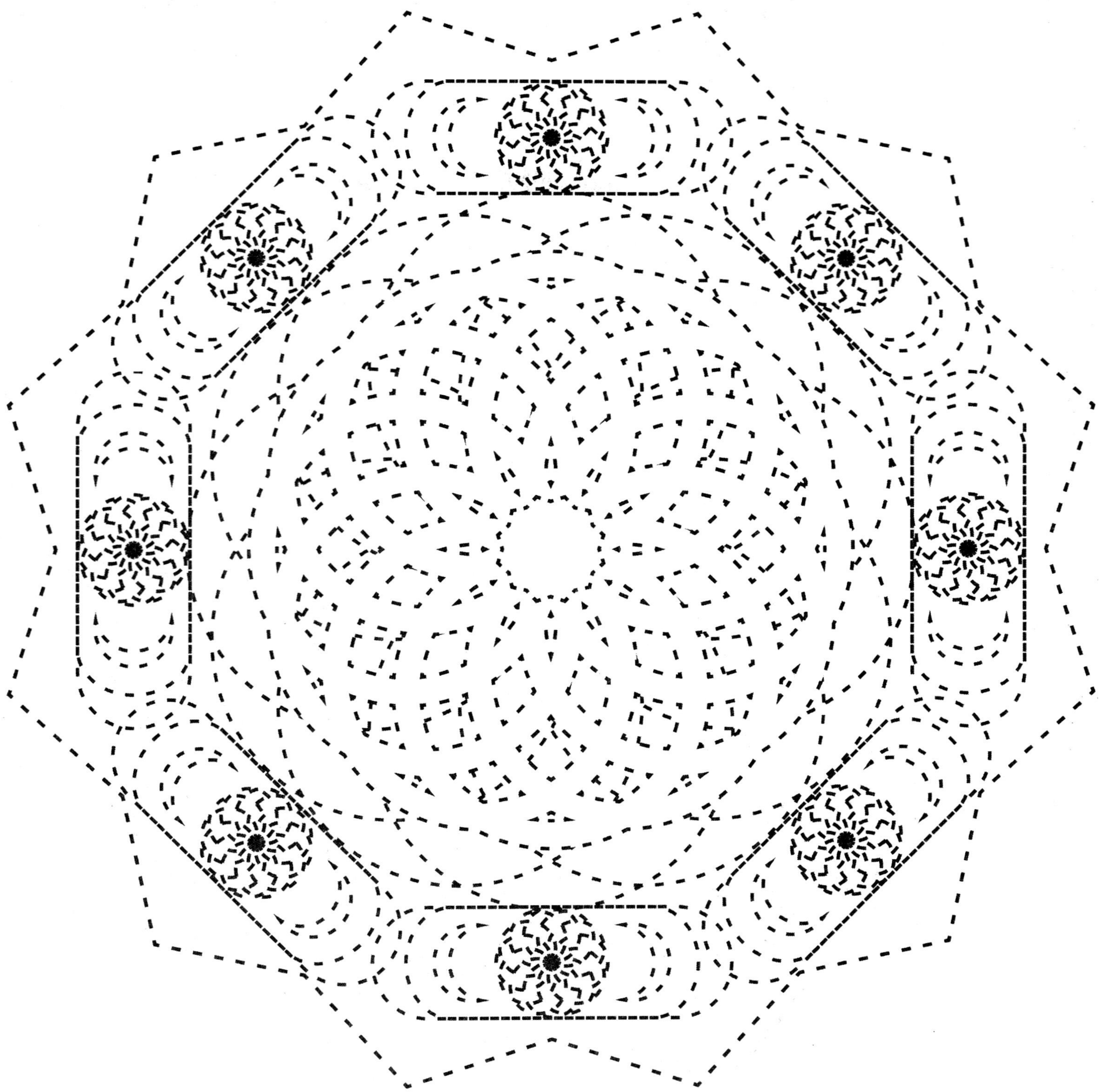

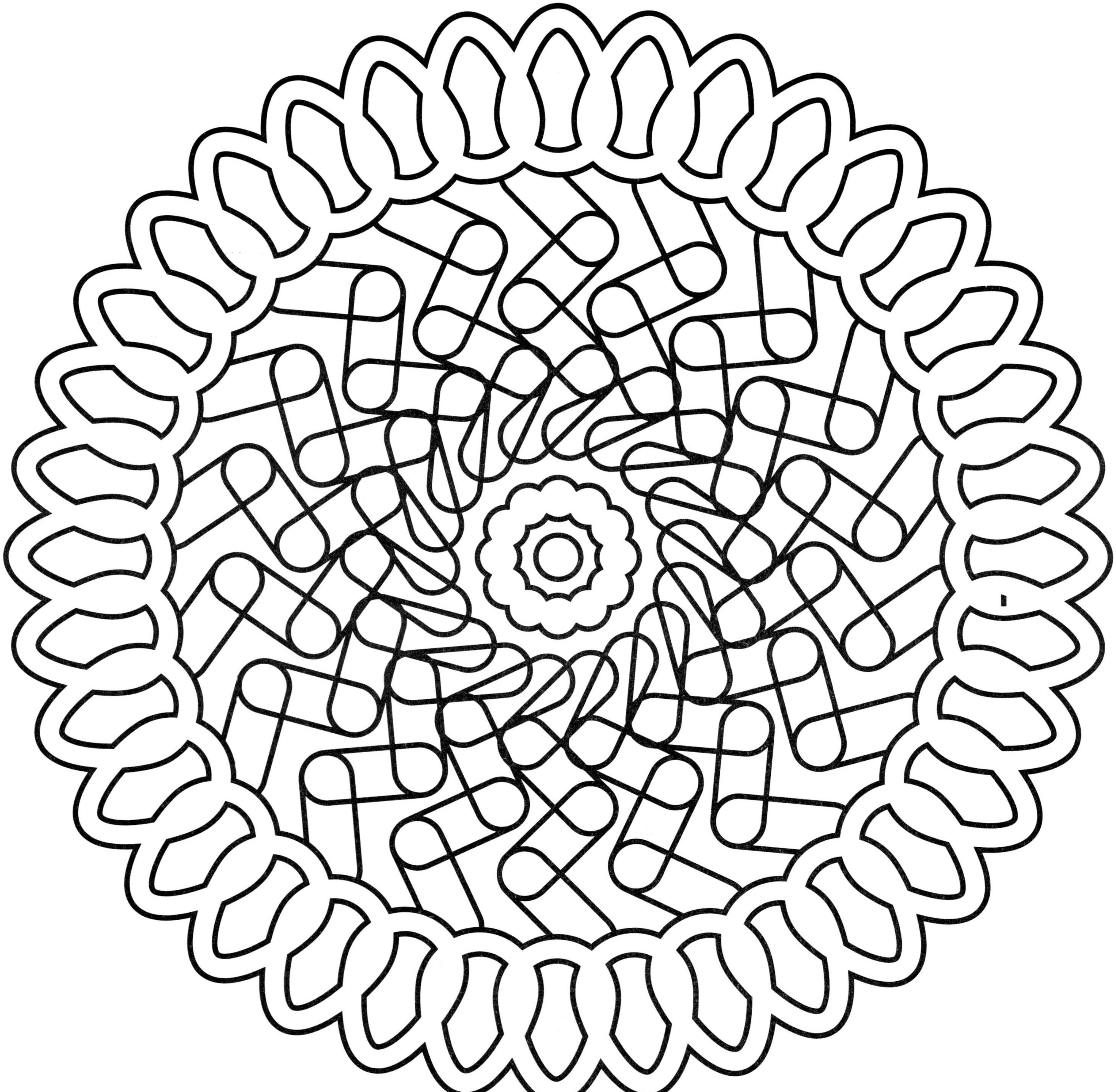

앞의 만다라를 생각해보세요,
1. 점선을 이어 그려보세요.
2. 빈 공간에는 그리고 싶은 것을 대칭이 되게 그려보세요.

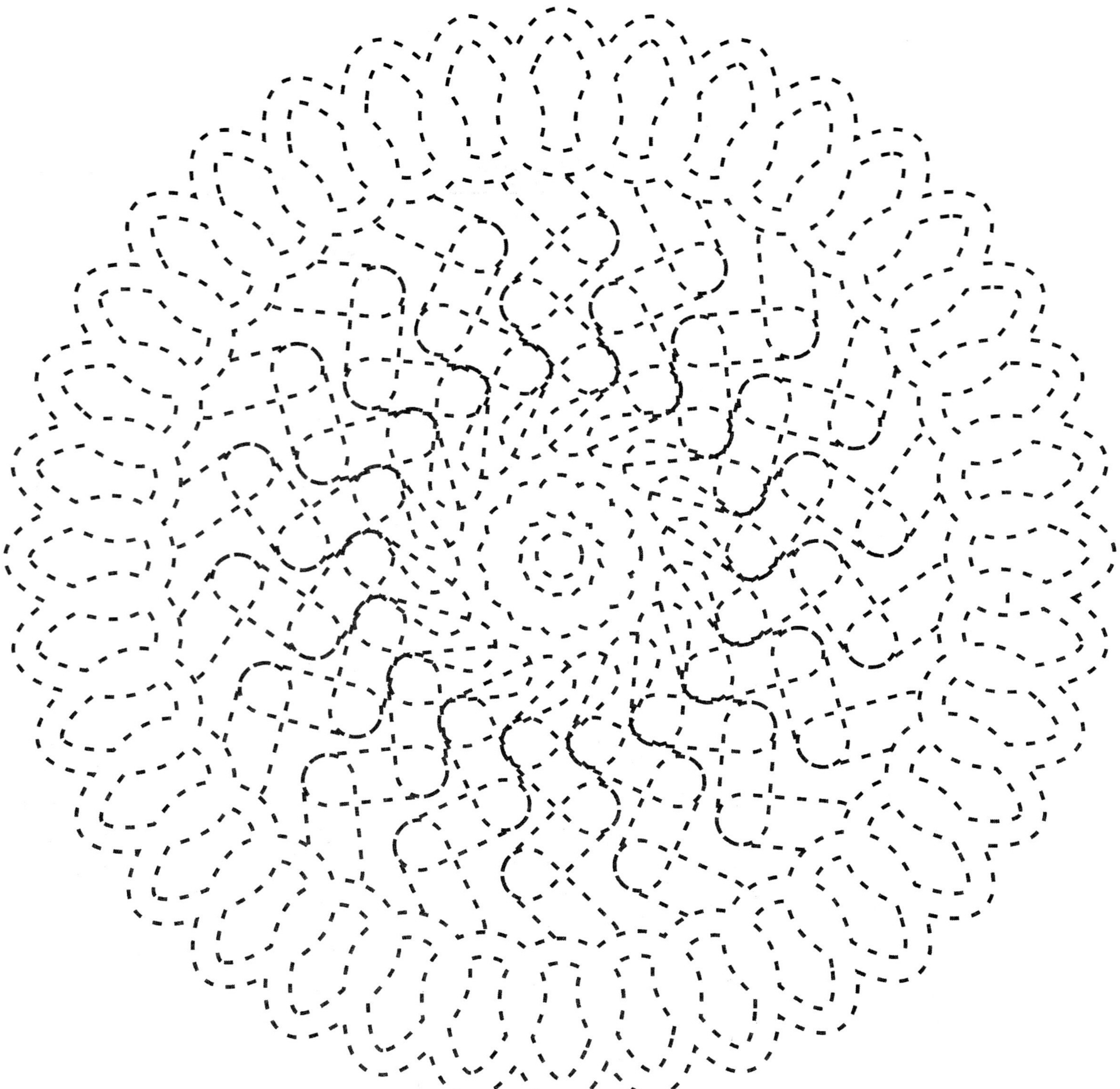

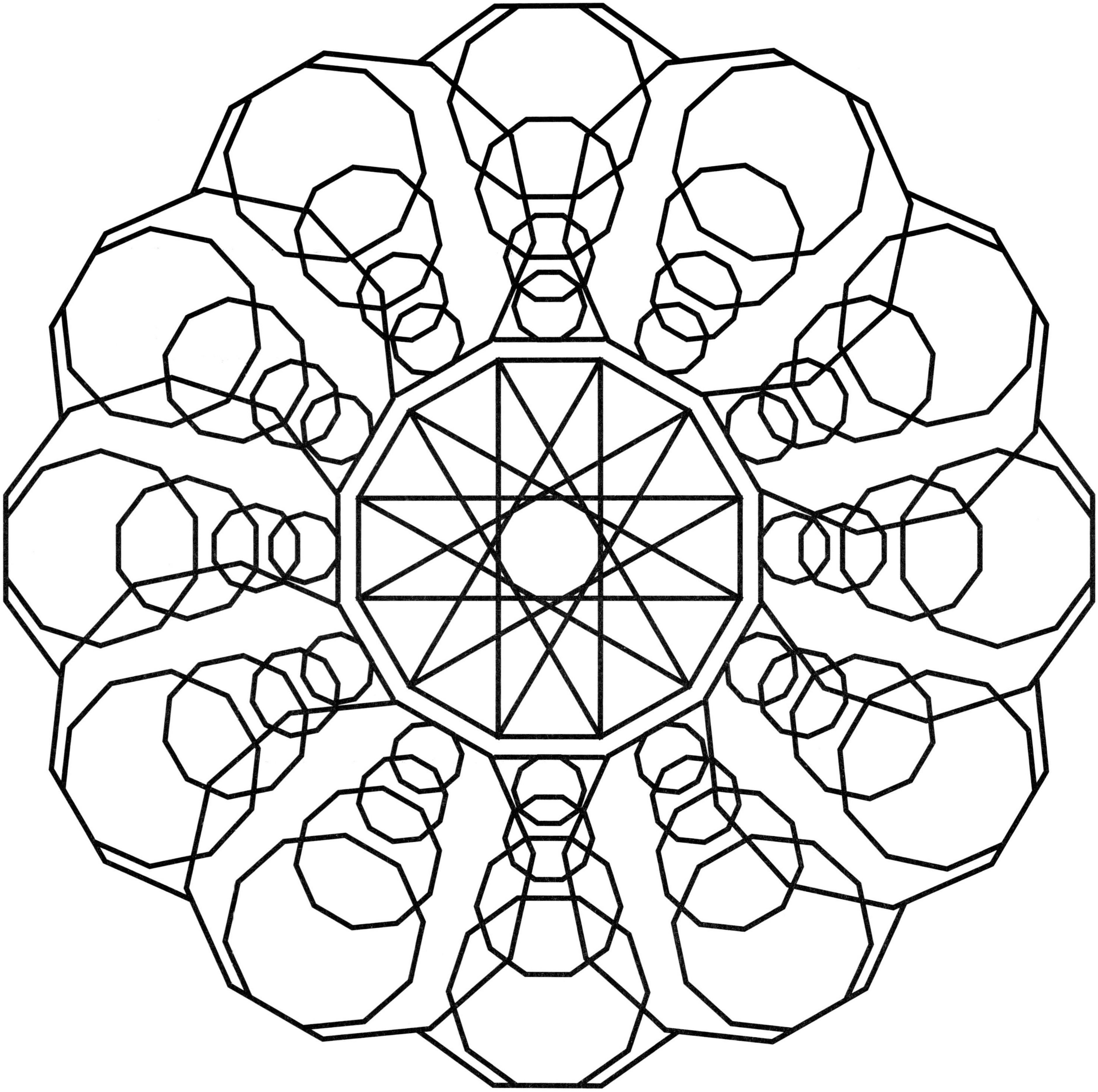

만다라의 점선과 빈 공간이 같이 있습니다.
1. 점선을 이어 그려보세요.
2. 빈 공간은 대칭을 생각해서 그려보세요.

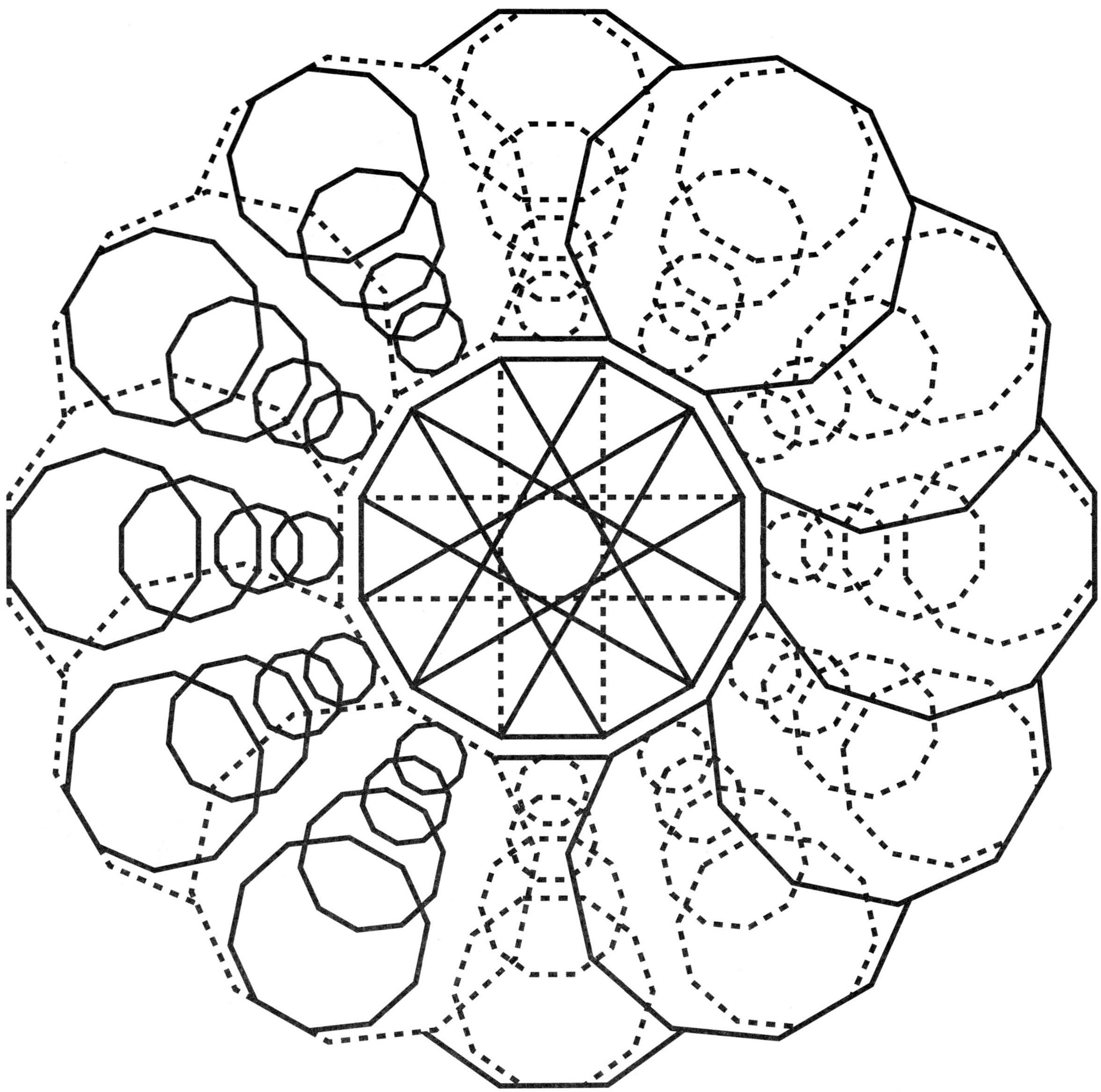

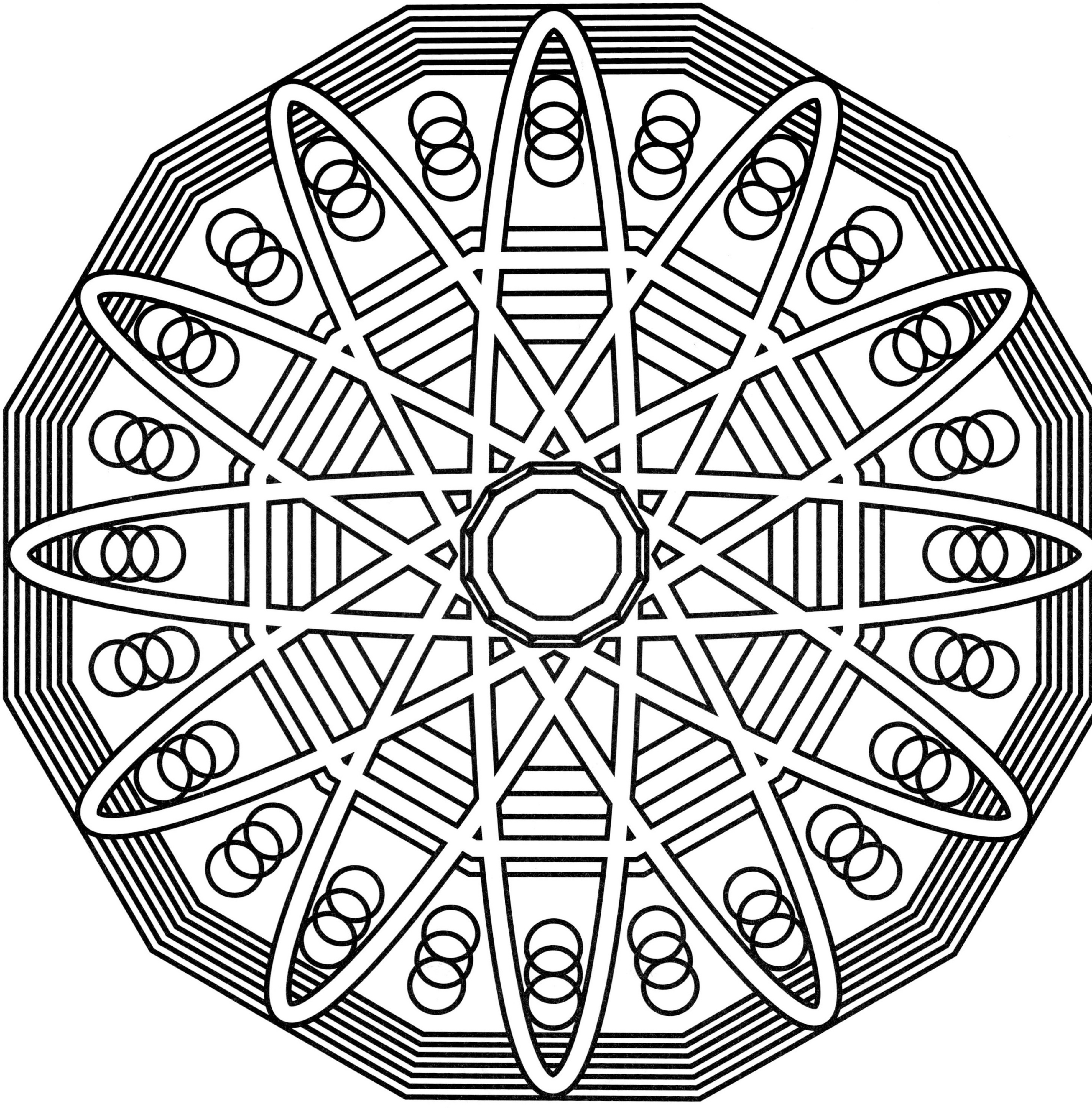

앞의 만다라를 그려보세요.

1. 만다라를 보고 기억나는 대로 그려보세요.
2. 그리고 싶은 것을 추가하여 그려보세요.

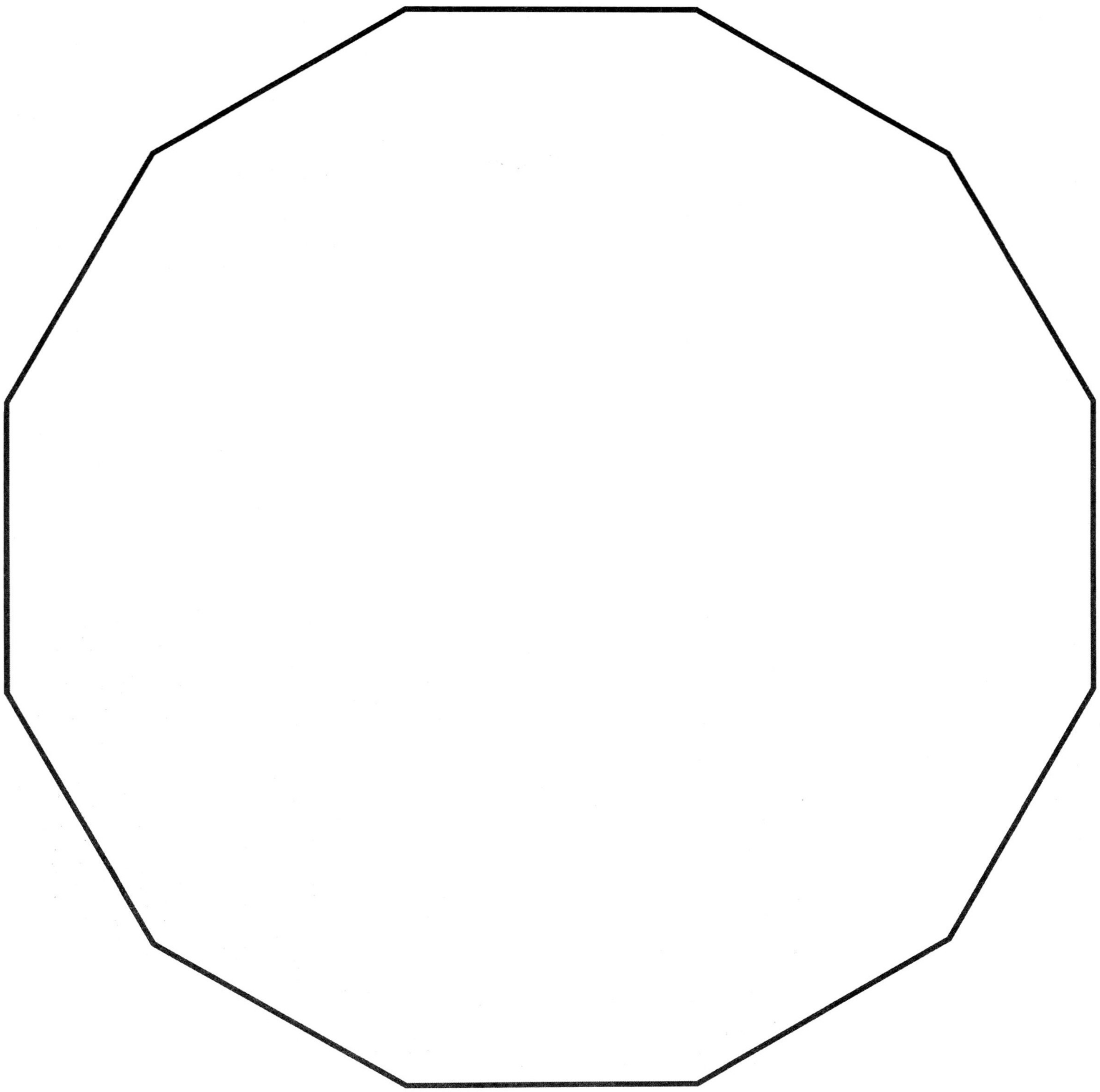

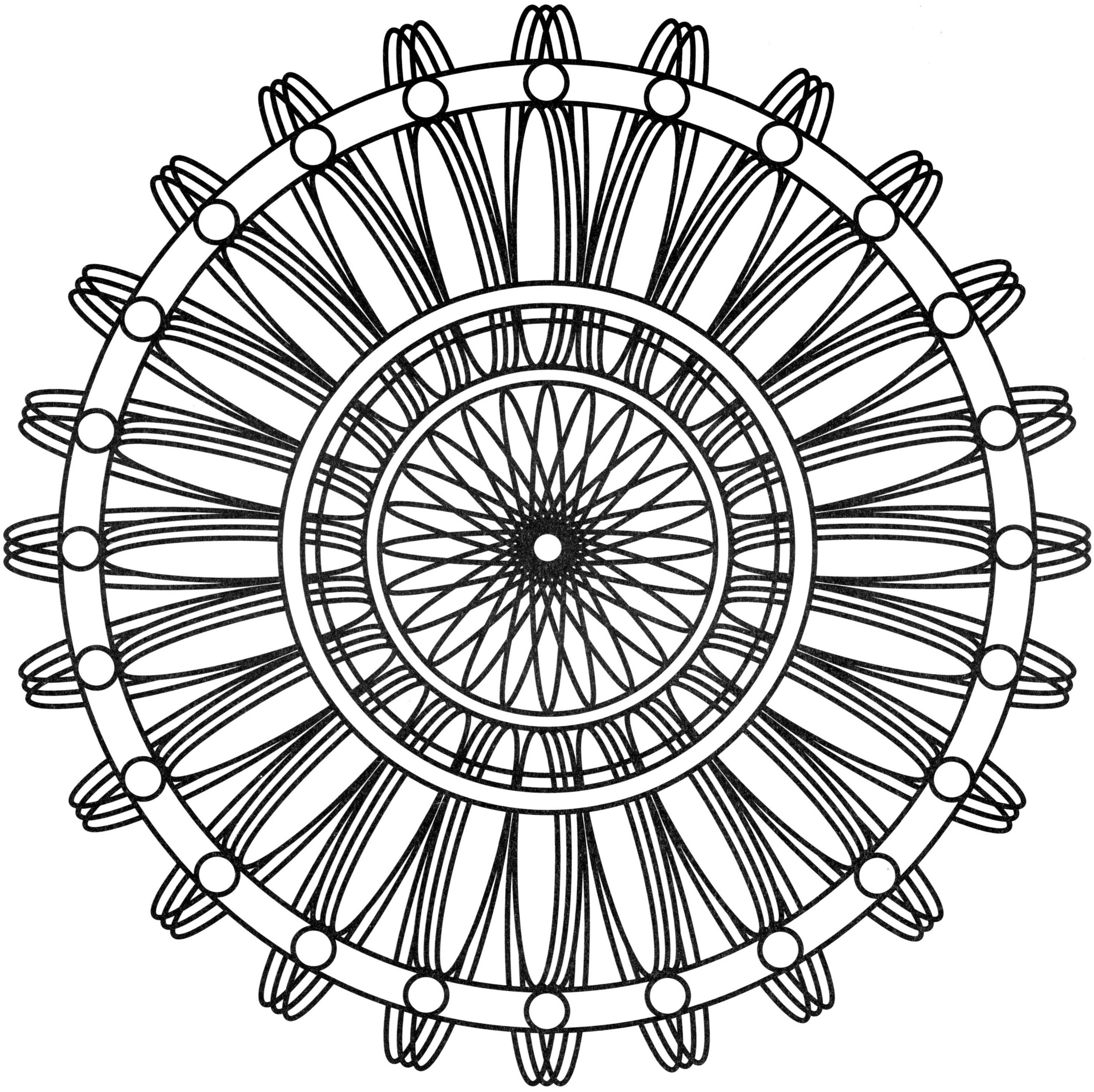

앞의 만다라를 그려보세요.

1. 만다라를 보고 기억나는 대로 그려보세요.
2. 그리고 싶은 것을 추가하여 그려보세요.

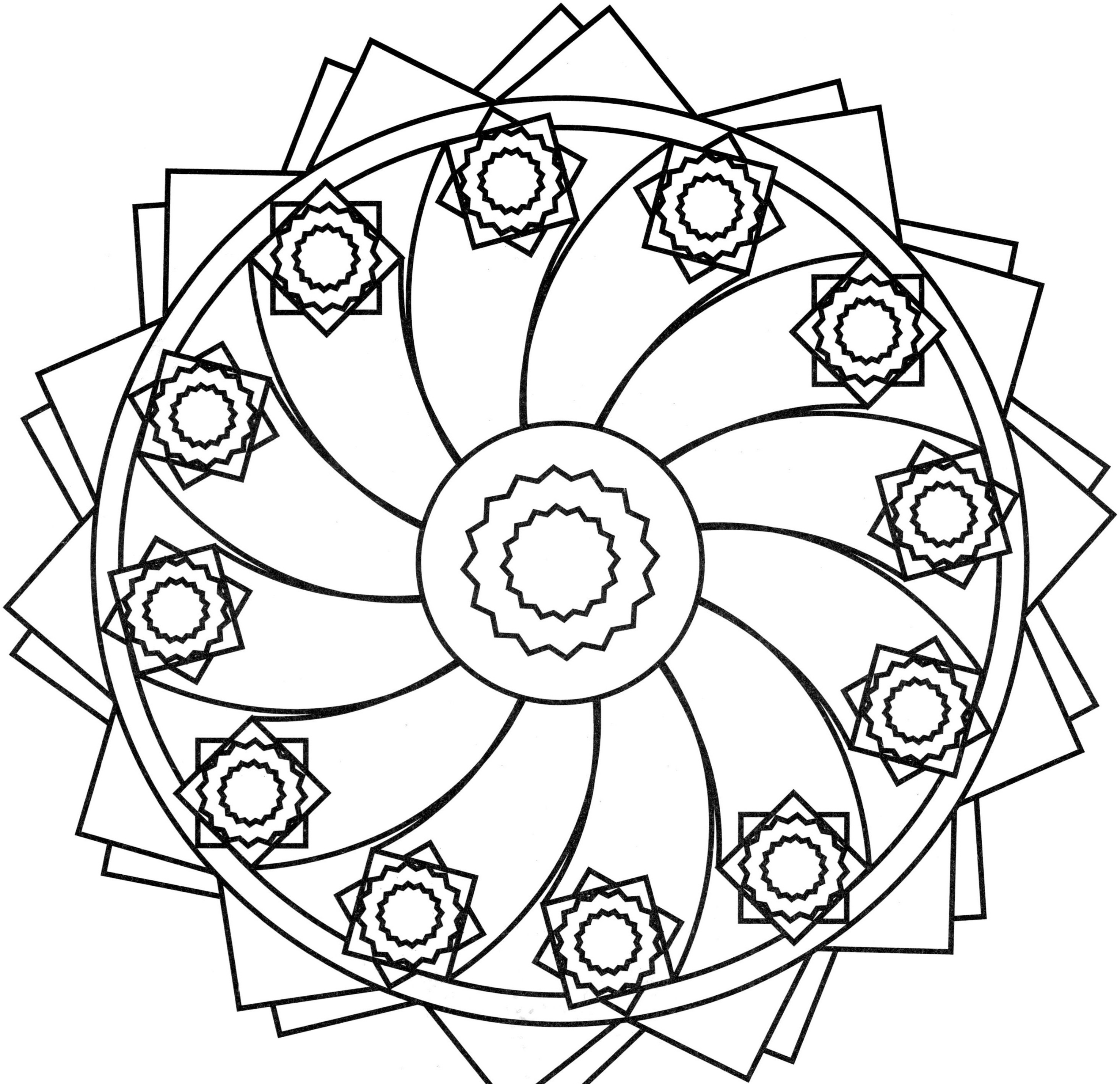

앞의 만다라를 생각해보세요,
1. 점선을 이어 그려보세요.
2. 빈 공간에는 그리고 싶은 것을 대칭이 되게 그려보세요.

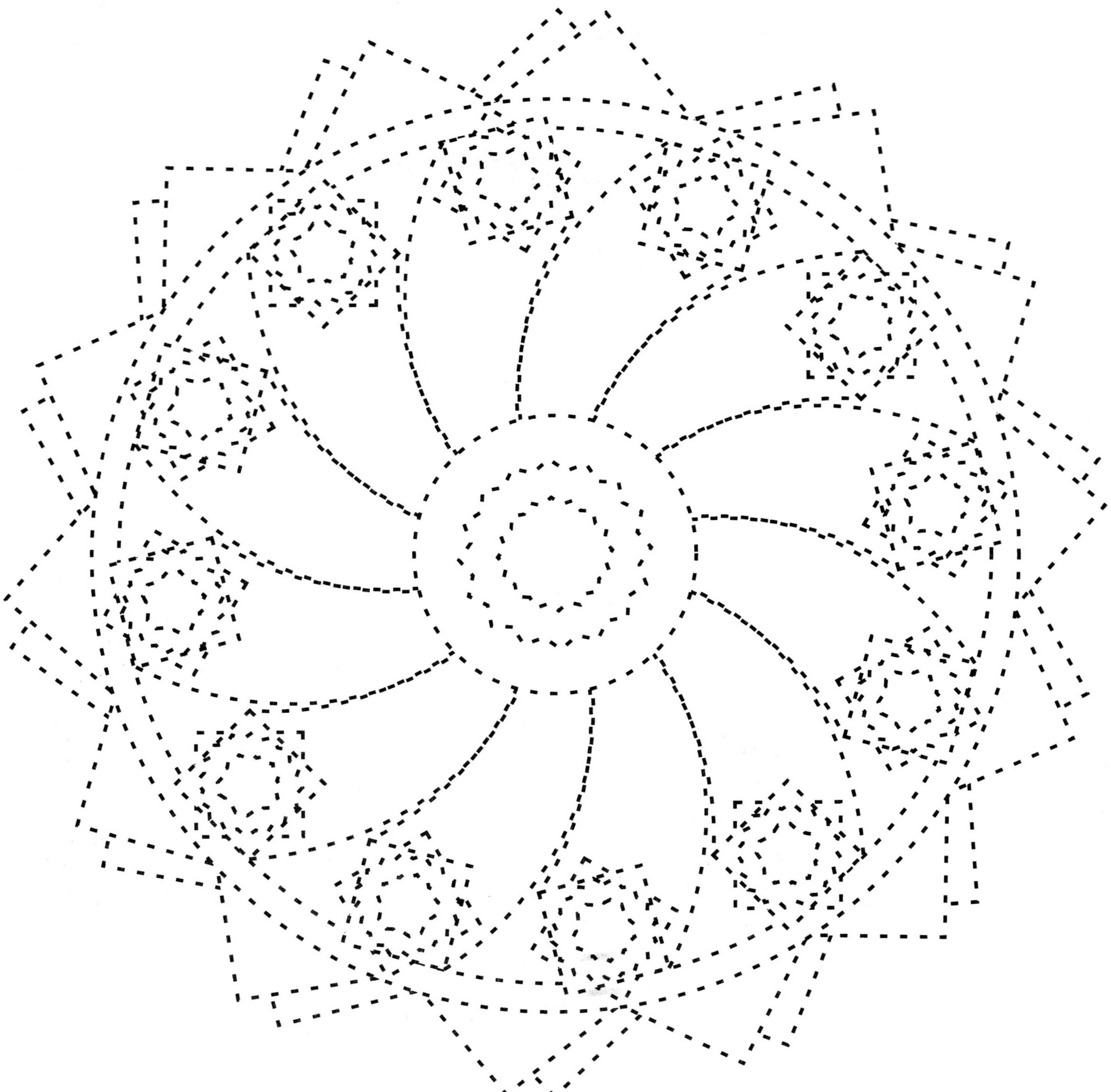

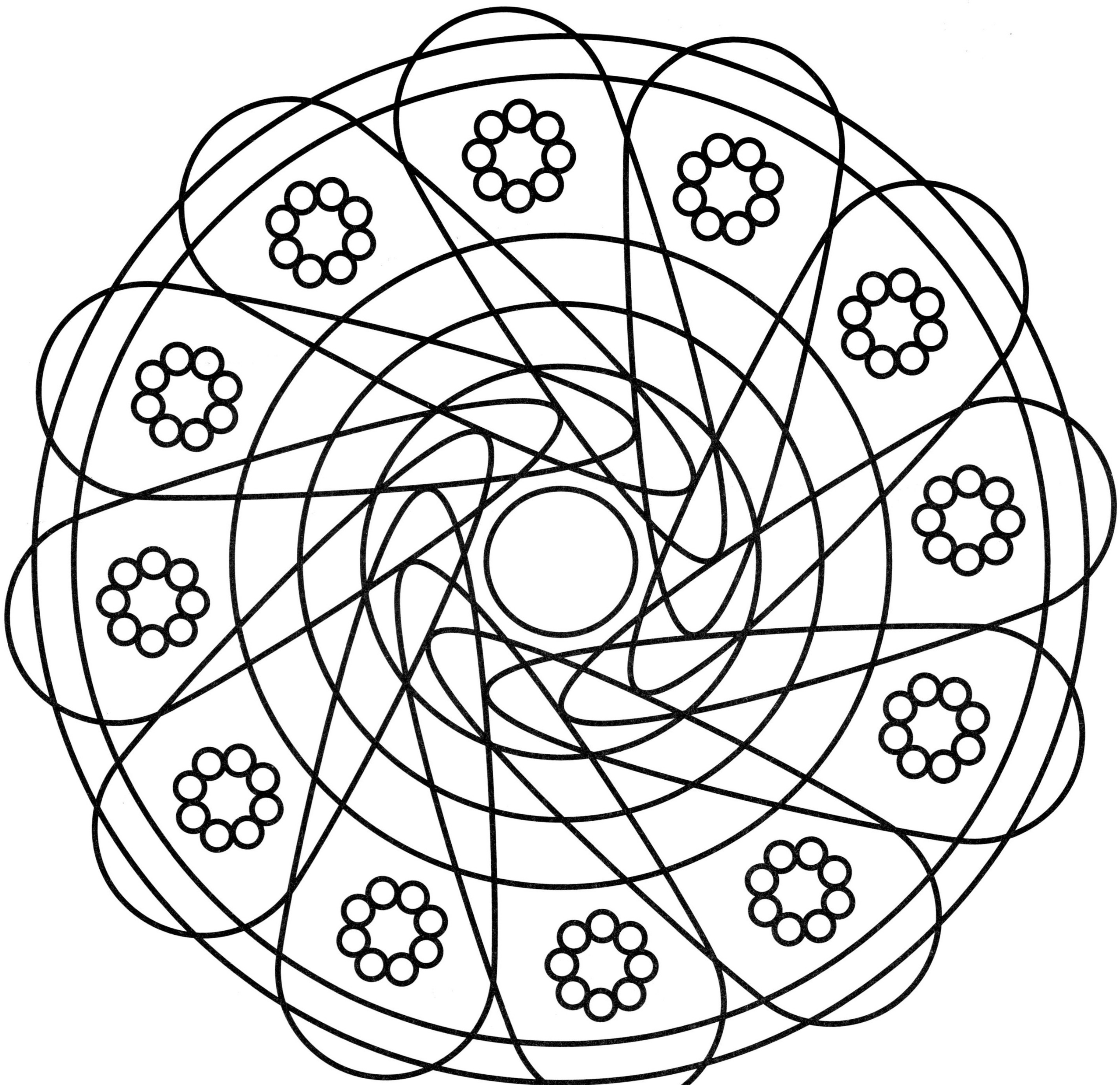

앞의 만다라를 그려보세요.

1. 만다라를 보고 기억나는 대로 그려보세요.
2. 그리고 싶은 것을 추가하여 그려보세요.

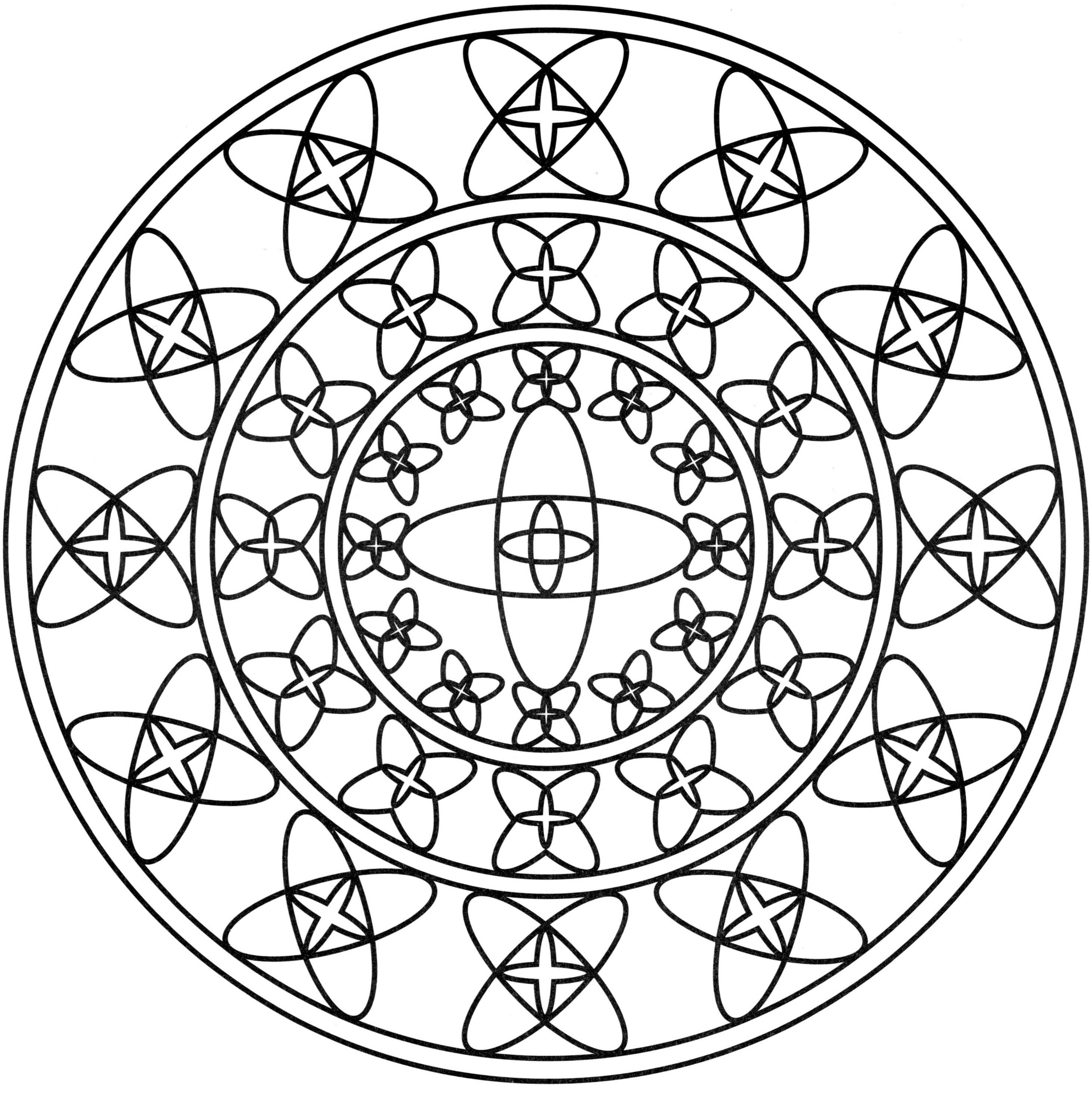

앞의 만다라 일부의 ¼만 그려져 있습니다.
상하좌우 대칭을 생각하여 만다라를 완성해보세요.

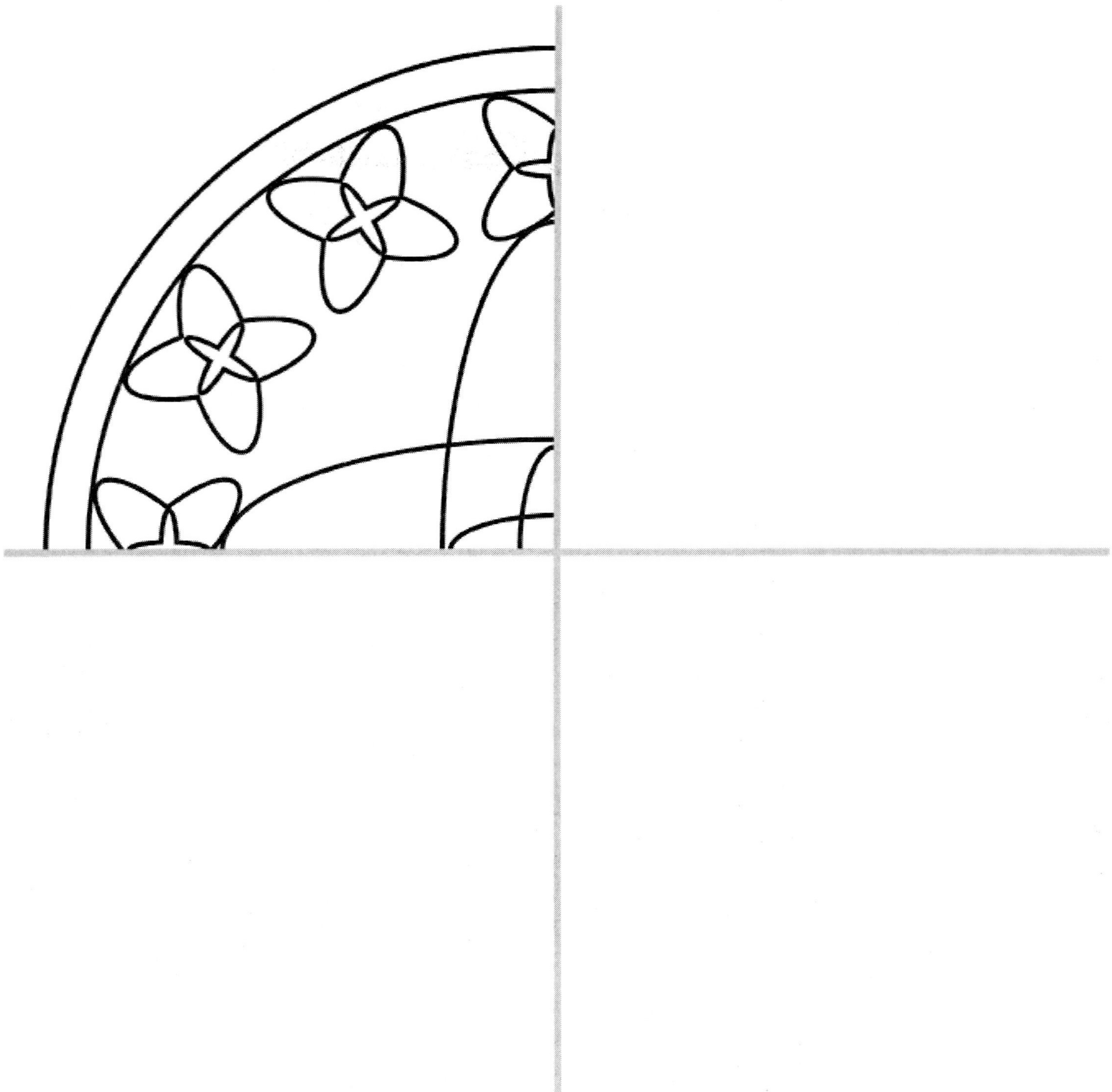

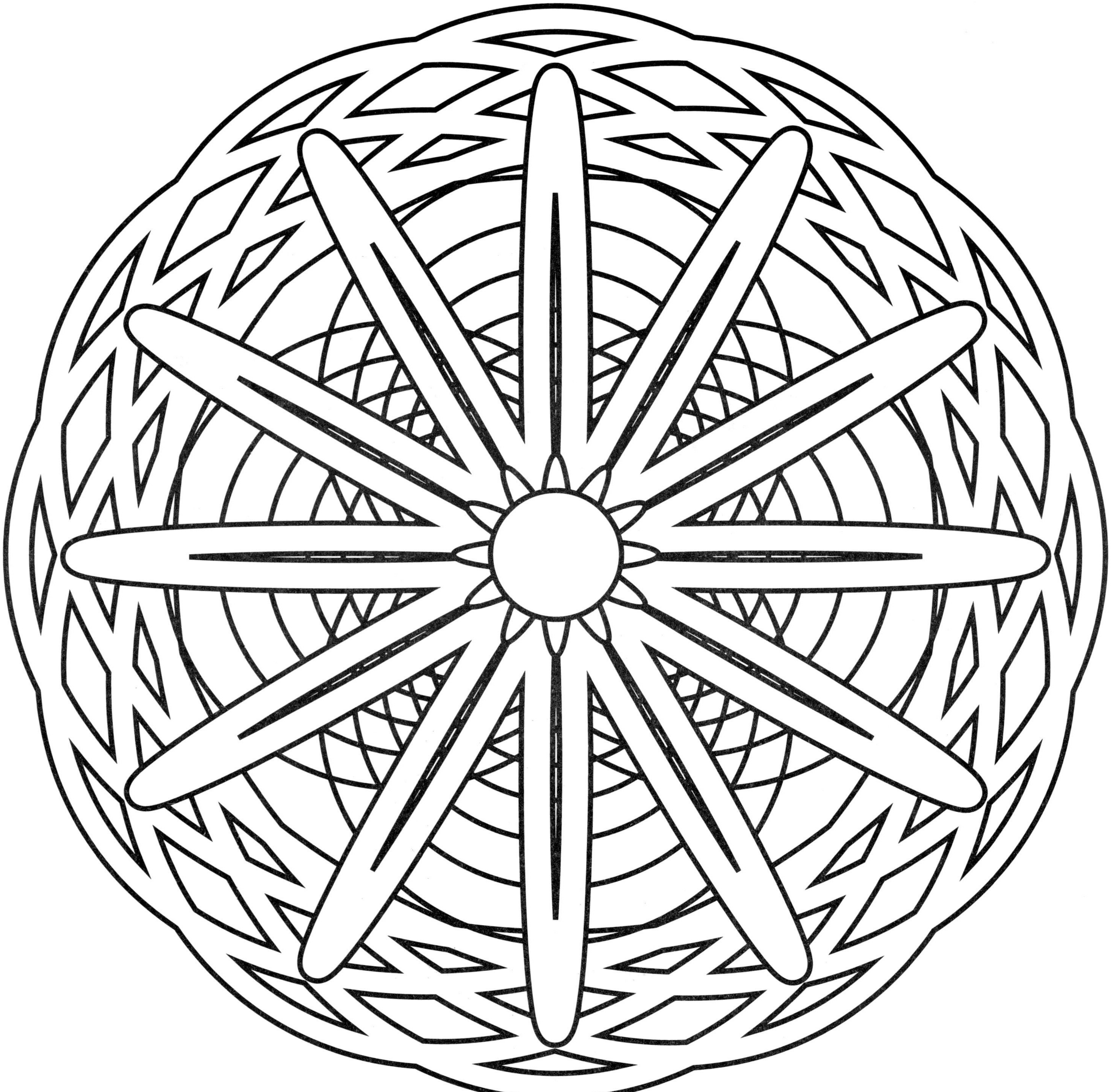

앞의 만다라를 생각해보세요,

1. 점선을 이어 그려보세요.
2. 빈 공간에는 그리고 싶은 것을 대칭이 되게 그려보세요.

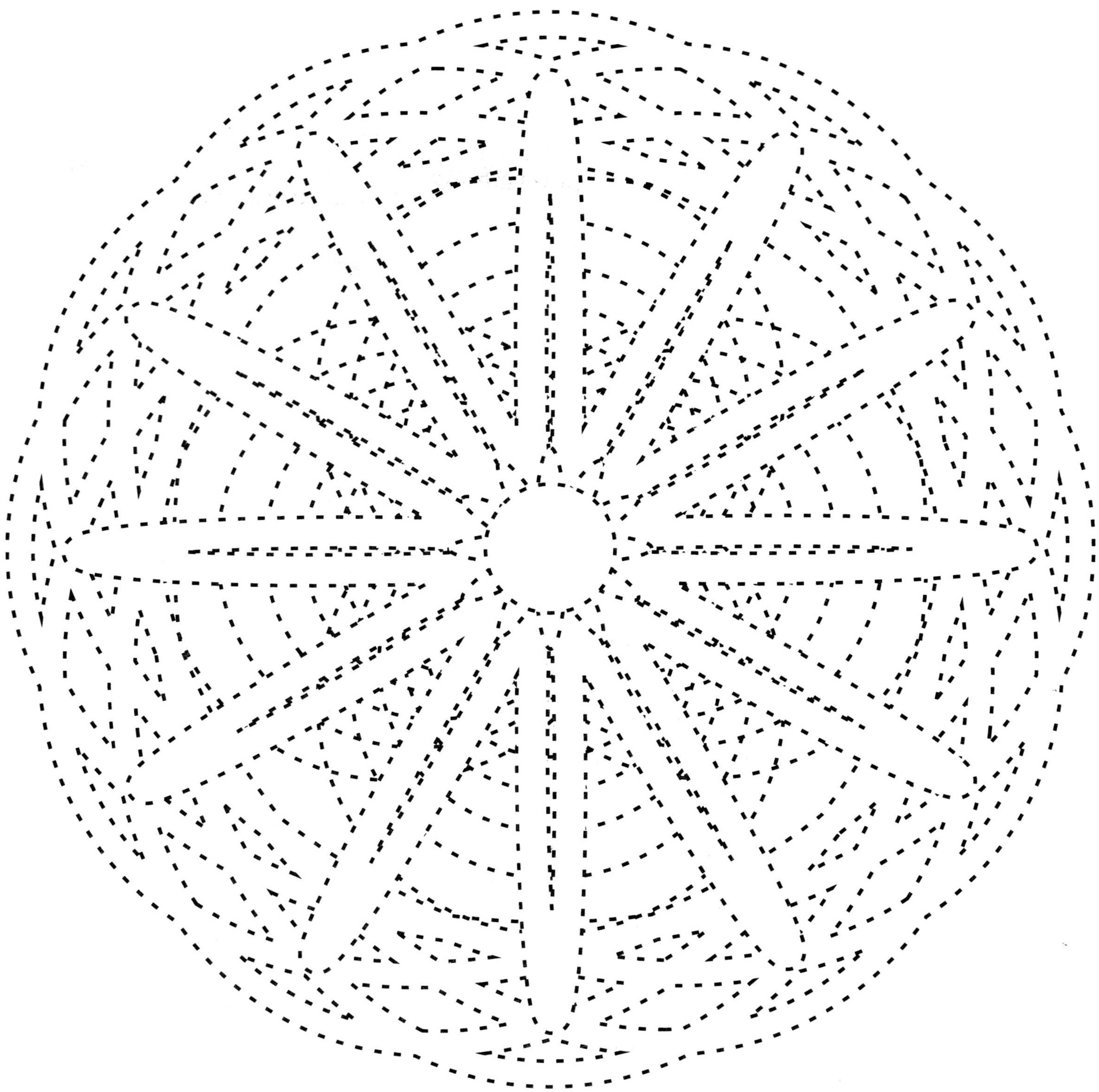

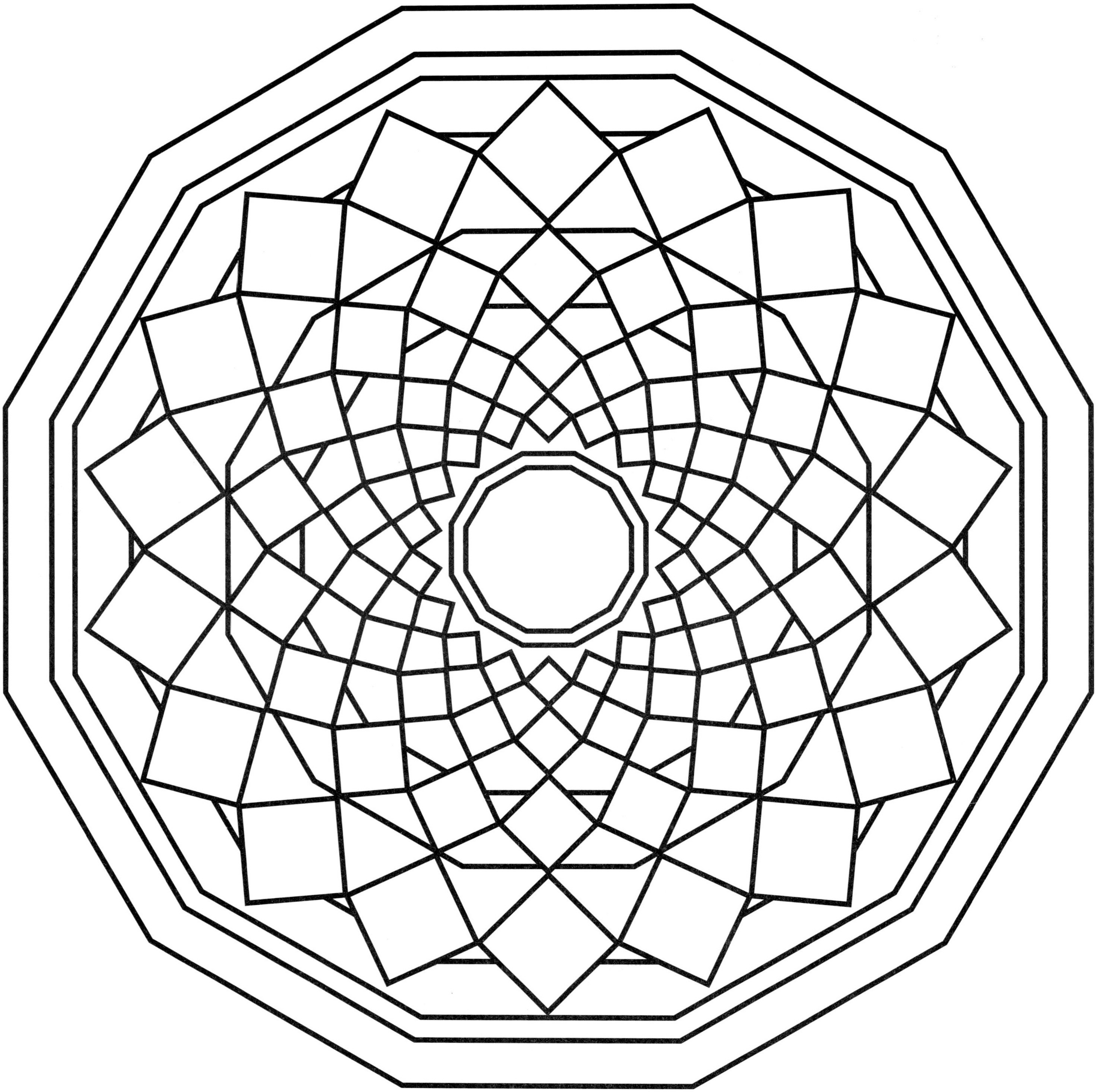

앞의 만다라를 생각해보세요,

1. 점선을 이어 그려보세요.
2. 빈 공간에는 그리고 싶은 것을 대칭이 되게 그려보세요.

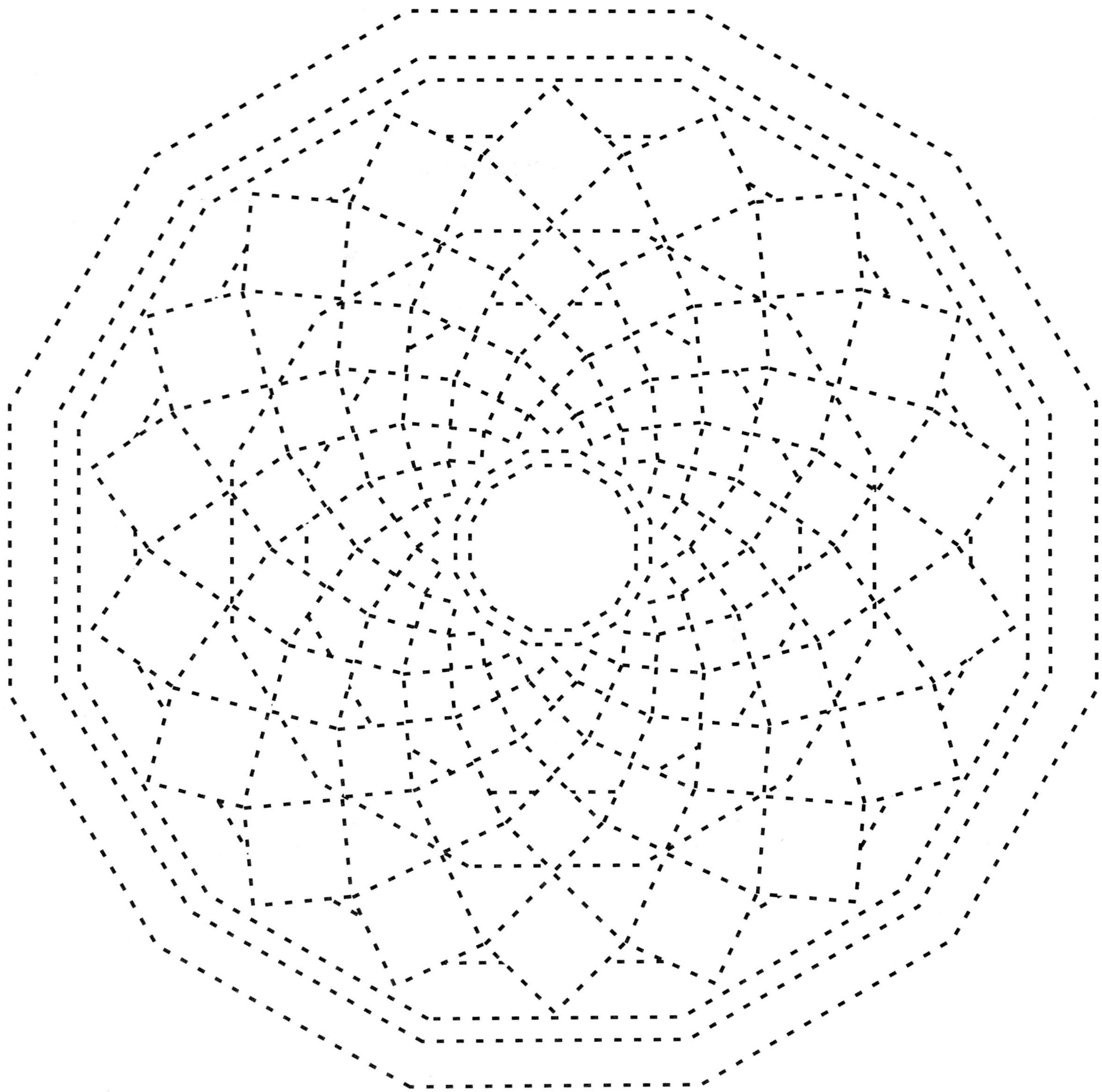

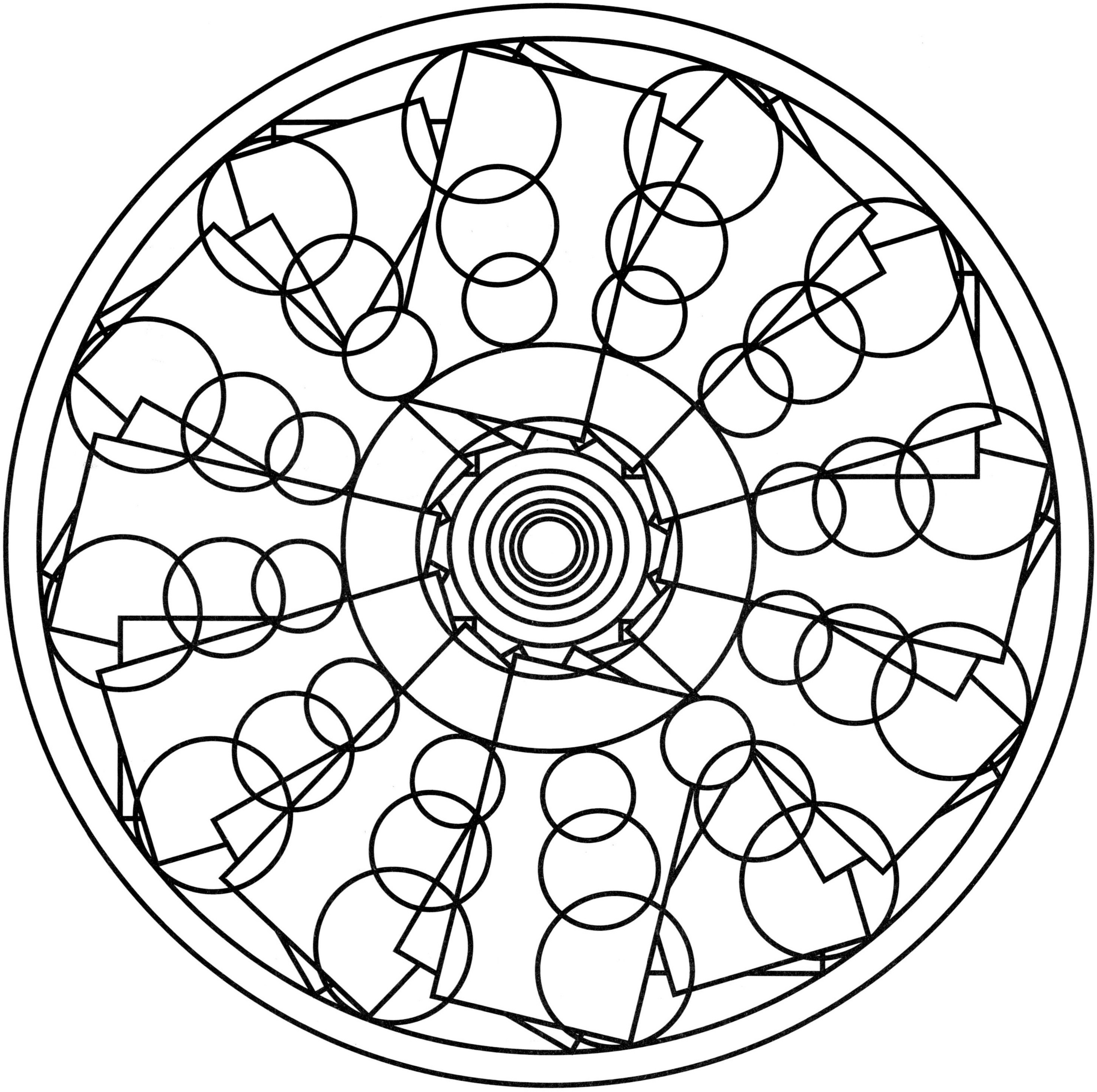

앞의 만다라를 생각해보세요,
1. 점선을 이어 그려보세요.
2. 빈 공간에는 그리고 싶은 것을 대칭이 되게 그려보세요.

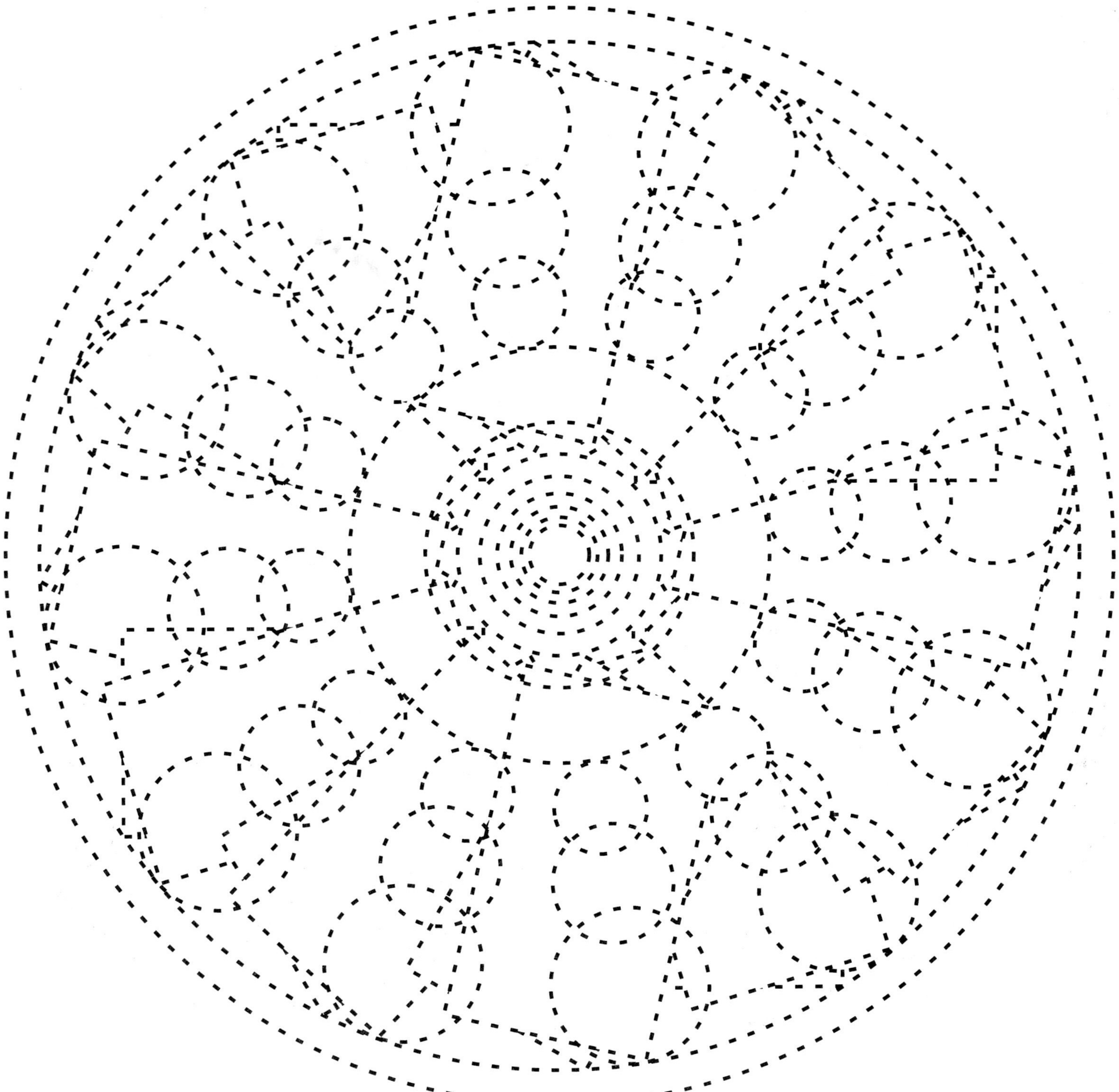

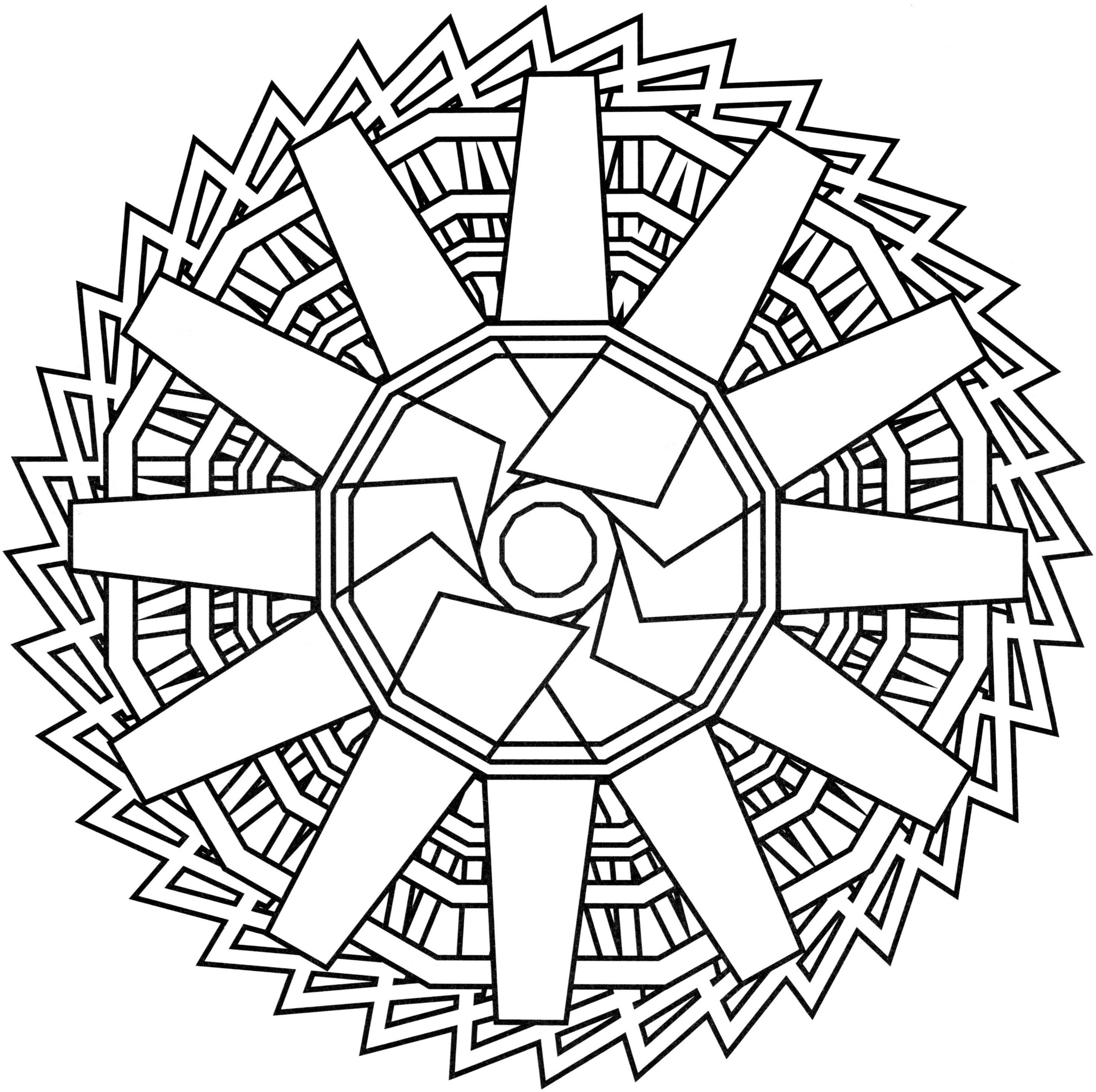

앞의 만다라를 그려보세요.

1. 만다라를 보고 기억나는 대로 그려보세요.
2. 그리고 싶은 것을 추가하여 그려보세요.

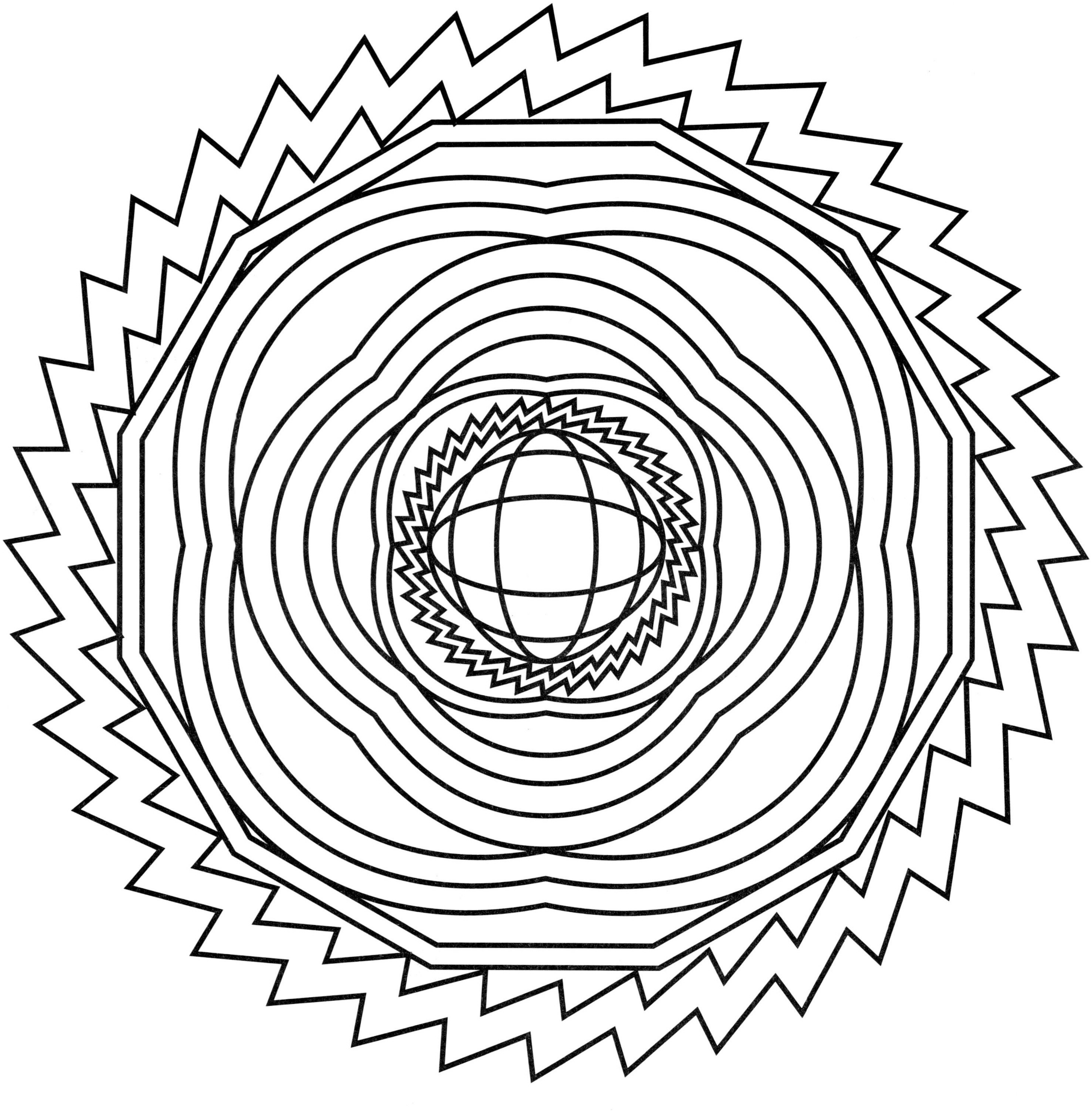

앞의 만다라를 그려보세요.

1. 만다라를 보고 기억나는 대로 그려보세요.
2. 그리고 싶은 것을 추가하여 그려보세요.

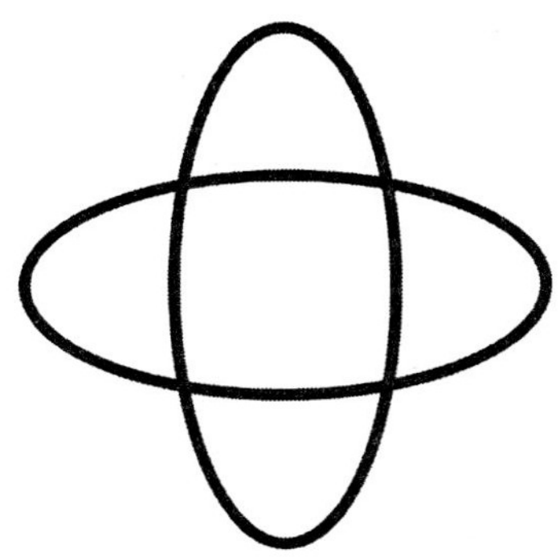

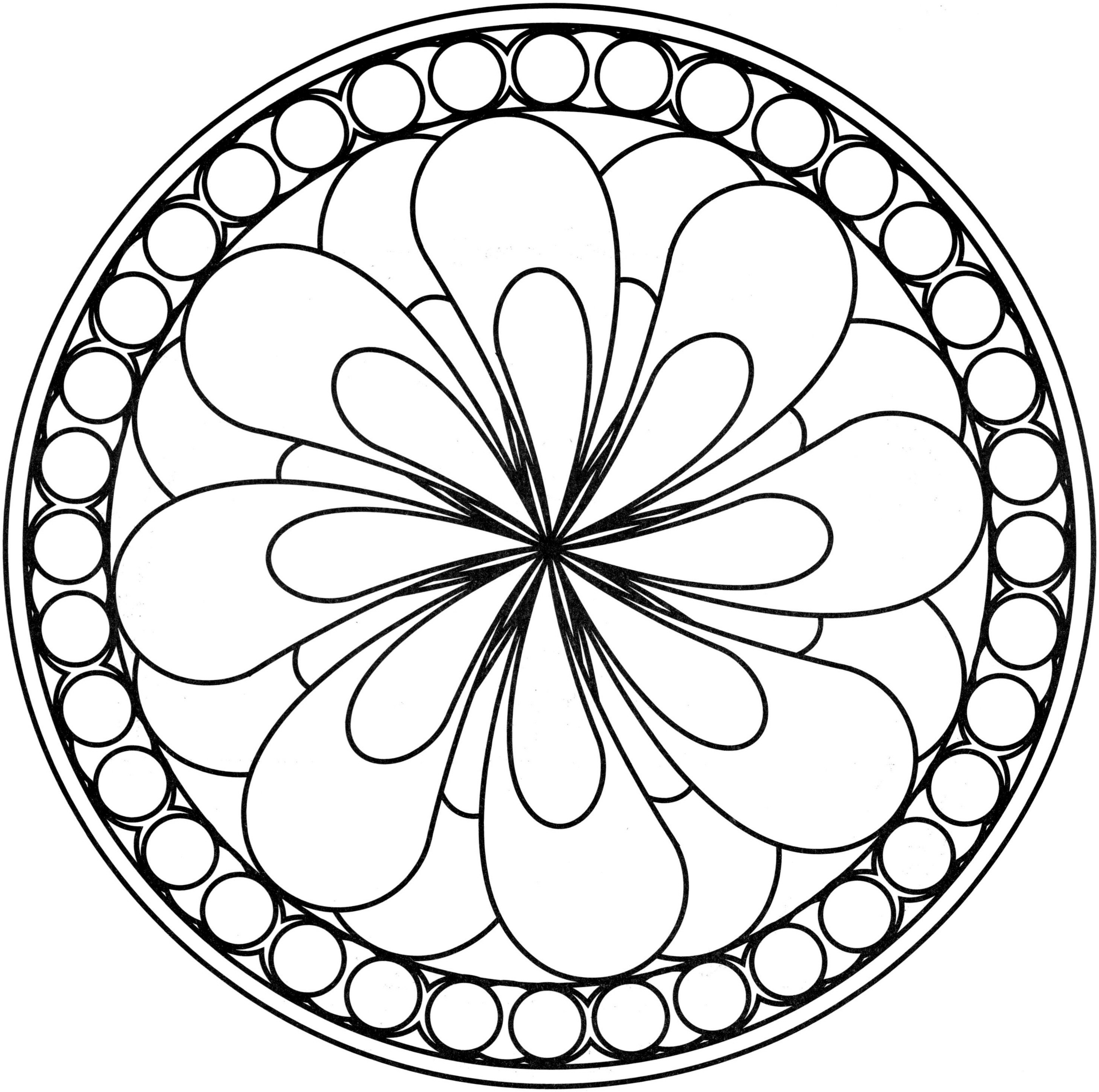

앞의 만다라를 생각해보세요. 여기는 점선과과 빈공간이 같이 있습니다.
점선은 점을 이어 그리시고, 빈 공간은 대칭을 생각해서 그려보세요.

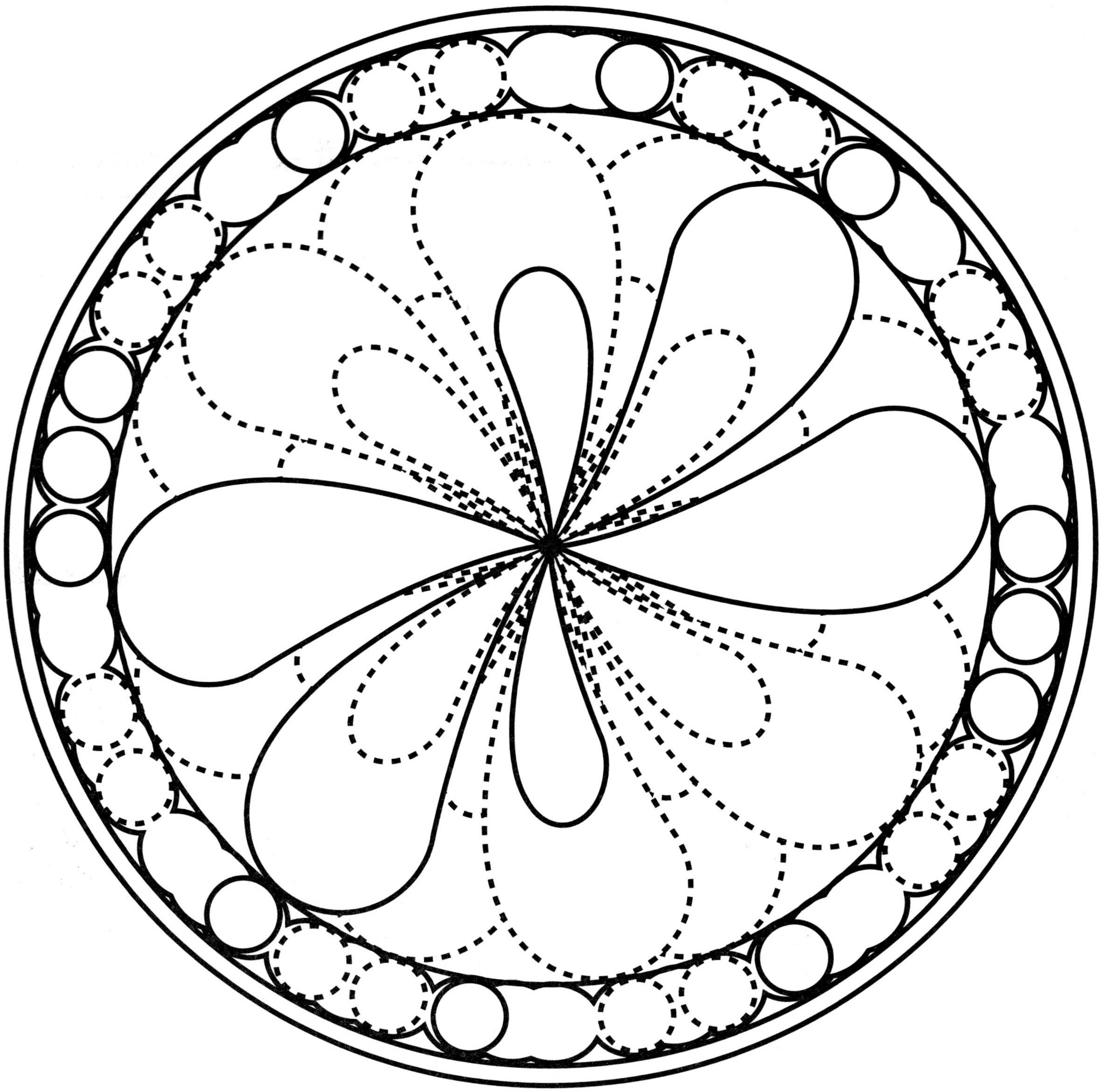

페이지	보기	정답	페이지	보기	정답
12	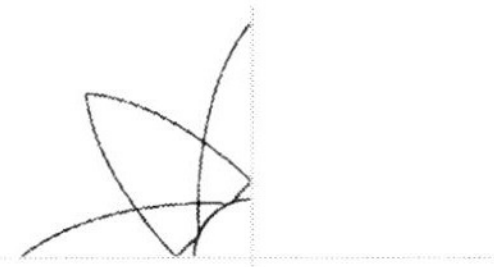	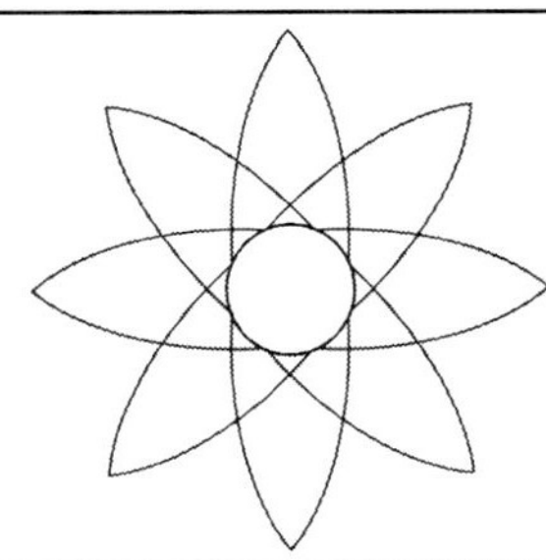	54	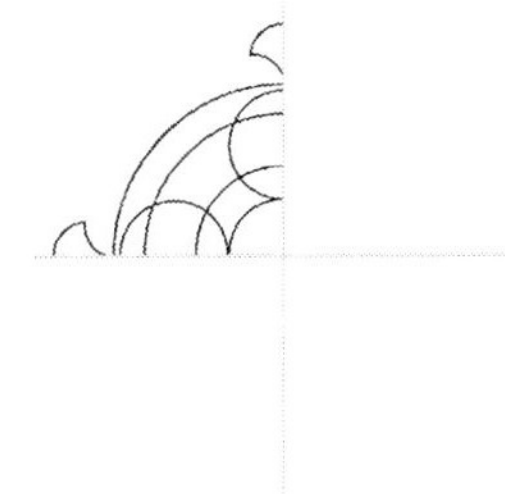	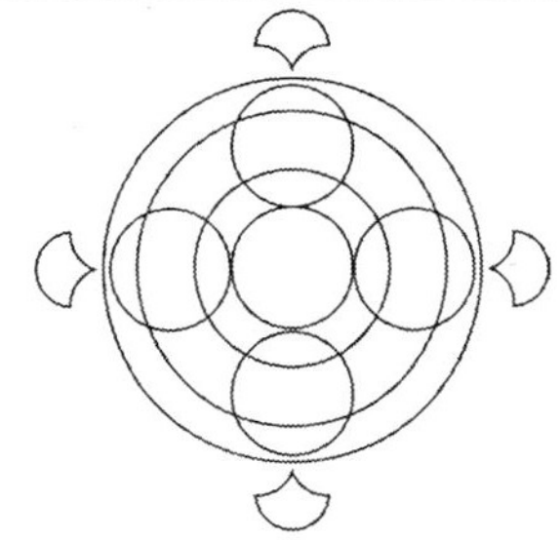
16	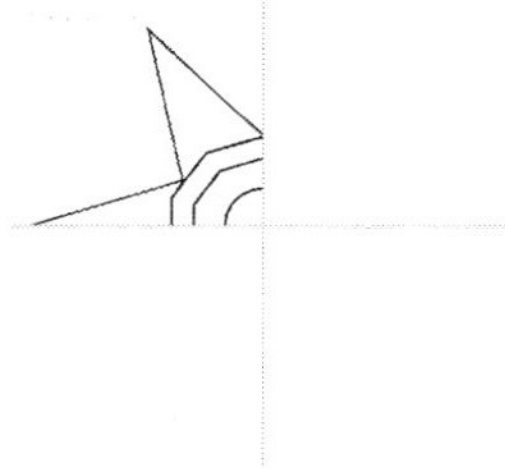	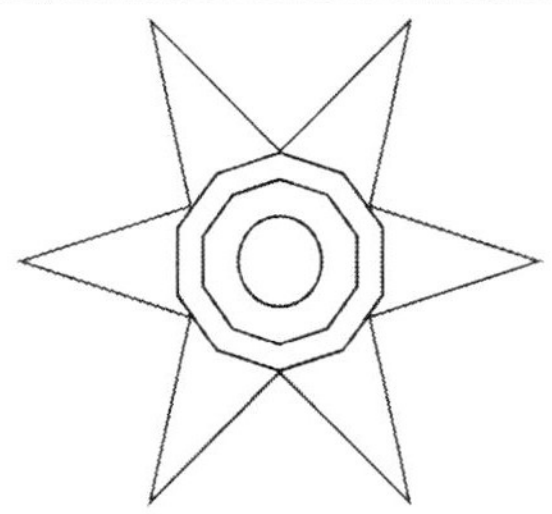	78	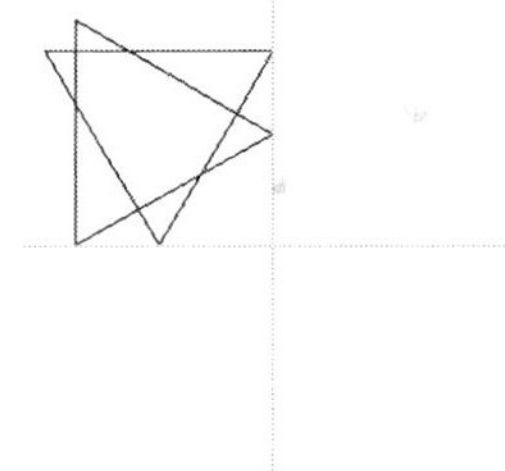	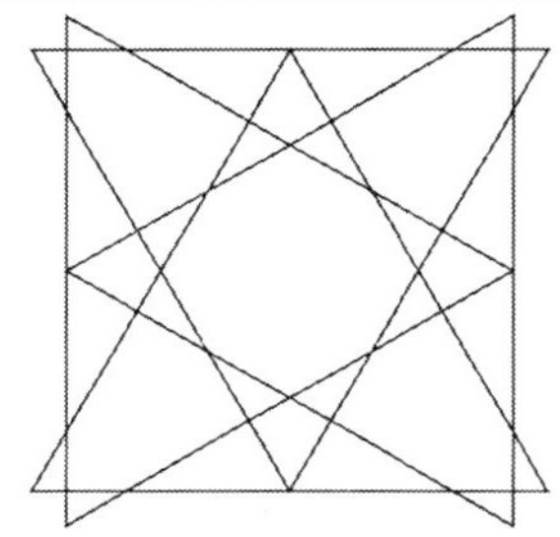
30	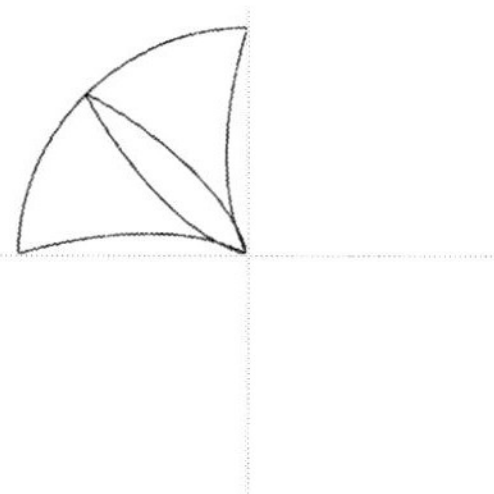	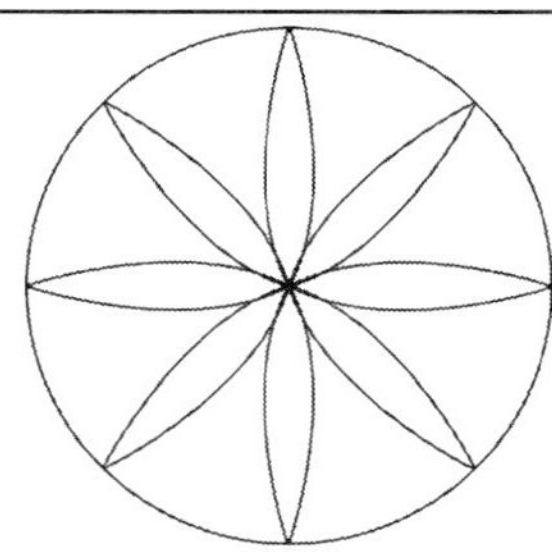	102	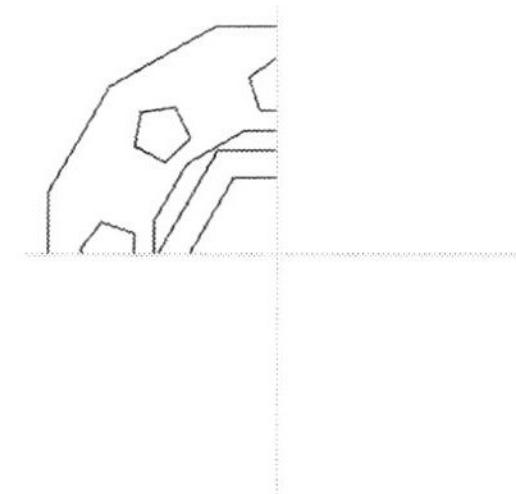	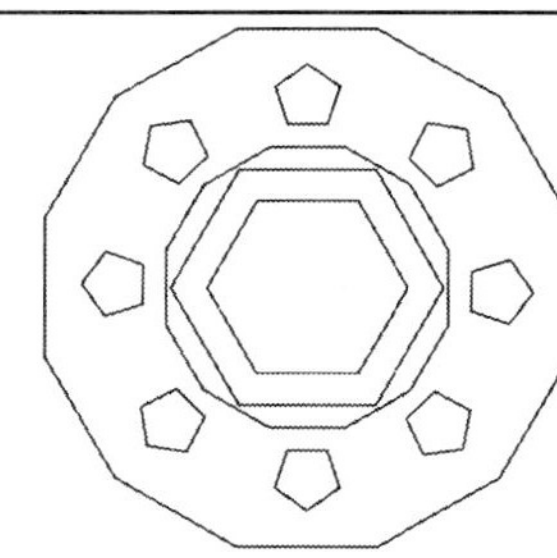
36	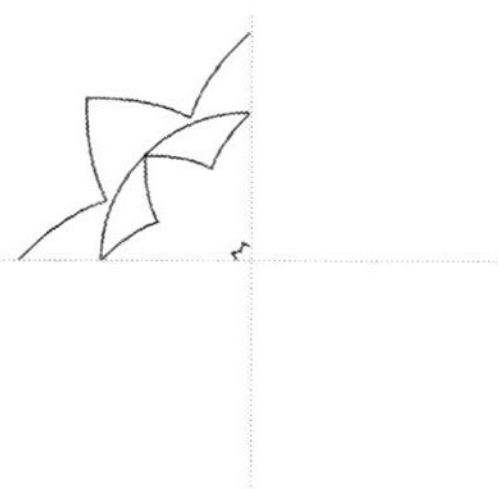	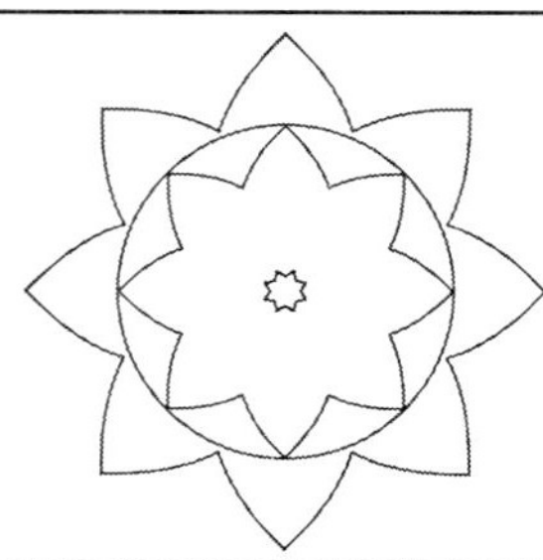	110	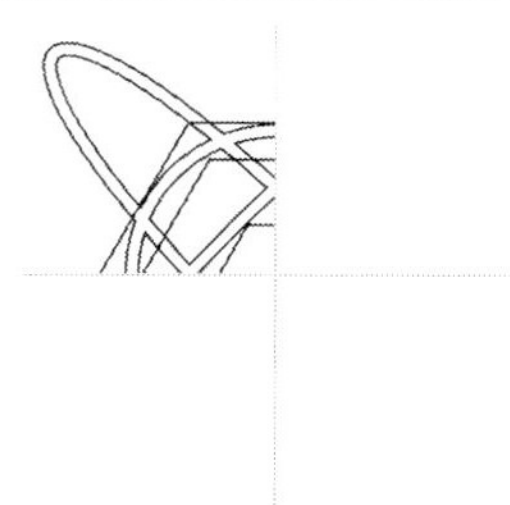	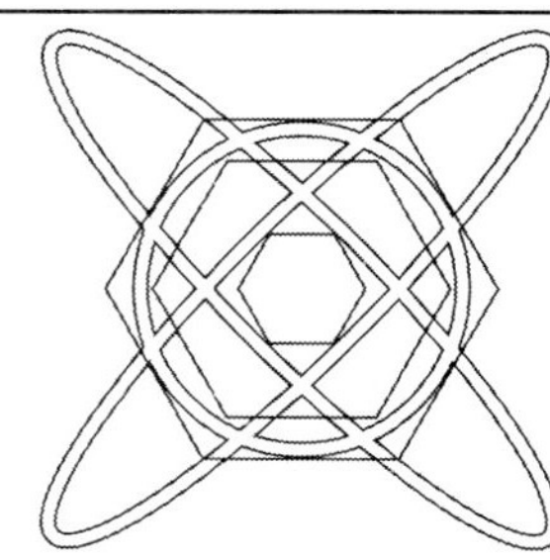
			134	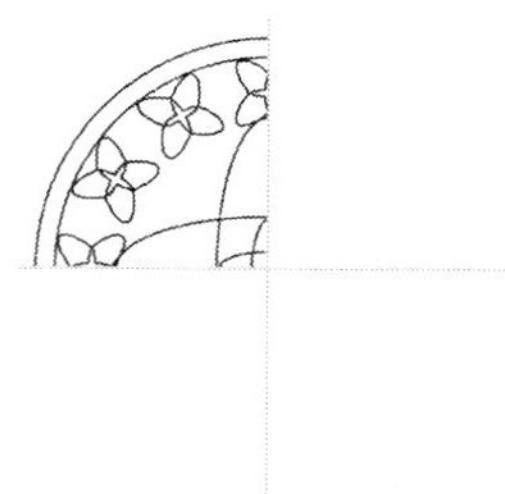	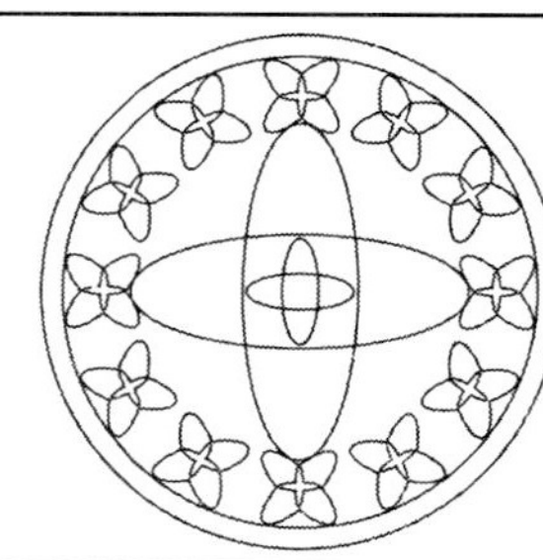

저자소개

나윤채

고양시노인장기요양기관협회 회장
지극정성요양원 대표
더지극정성요양원 대표
일산요양보호사교육원 대표
사회복지사

장일상

남서울실용전문학교
노인스포츠학과 외래교수
(사)행복나눔연구소 대표,
대한건강문화연구소 대표
색채심리상담사, 심리분석사,
미술심리상담사

이은명

부안 힐링치유연구소 소장
한국힐링경영연구원 전북부안지부장
실버두뇌훈련지도사

이혜숙

(전)군산대학교 객원교수
대한건강문화연구소 부대표
미술심리상담사, 뇌건강지도사

박세인

심리상담사
미술치료사
사회복지사

치매예방활동시리즈 ❸
현장활동가를 위한 **만다라 색칠하기**

2019년 2월 15일 1판 1쇄 인쇄
2019년 2월 20일 1판 1쇄 발행
2020년 4월 20일 1판 2쇄 발행

지은이 나윤채 장일상 이은명 이혜숙 박세인
펴낸이 조재성
펴낸곳 서현사
등 록 2002년 8월 14일 제03-01392호
주 소 (10447) 경기도 고양시 일산동구 중앙로 1055번지 레이크하임 206호
전 화 031-919-6643 팩 스 031-912-6643
ISBN 979-11-88986-16-3 97510
정 가 20,000원